U0293707

当妇科医生的
8000 天

龚晓明 著

科学技术文献出版社
SCIENTIFIC AND TECHNICAL DOCUMENTATION PRESS
·北京·

中信出版集团 | 北京

图书在版编目（CIP）数据

当妇科医生的 8000 天 / 龚晓明著 . —北京：科学技术文献出版社，
2023.7

ISBN 978-7-5235-0233-4

Ⅰ . ①当… Ⅱ . ①龚… Ⅲ . ①妇科学 Ⅳ . ① R711

中国国家版本馆 CIP 数据核字（2023）第 076001 号

当妇科医生的 8000 天

责任编辑：王黛君　　　责任校对：张吲哚　　　责任出版：张志平

出　版　者	科学技术文献出版社	
地　　　址	北京市复兴路 15 号　邮编　100038	
编　务　部	（010）58882938，58882087（传真）	
官 方 网 址	www.stdp.com.cn	
发　行　者	科学技术文献出版社　中信出版集团发行	
	全国各地新华书店经销	
印　刷　者	北京启航东方印刷有限公司	
版　　　次	2023 年 7 月第 1 版　2023 年 7 月第 1 次印刷	
开　　　本	880×1230　1/32	
字　　　数	200 千	
印　　　张	9	
书　　　号	ISBN 978-7-5235-0233-4	
定　　　价	69.00 元	

新版序言 1
8000 天，新的起点

上中学的时候，我非常讨厌去医院，医院消毒水的味道让我厌恶，记忆中的针筒总是伴随着痛苦。但是高考之前，老爸对我说："你的性格不适合做别的职业，你还是做医生吧！做医生，至少不用求着人家，无论社会怎么动荡，都有饭吃。"我觉得老爸的话说得有道理，于是放弃了做城市规划师的梦想，准备报考医学院。

上中国协和医科大学（现为北京协和医学院）纯属意外，高三的时候，我的学习还算不错，想保送一个医学院，于是写了一封自荐信。当时不知道哪个医学院好，只知道有一个中国医科大学。我看到这名字就想，这肯定是中国最好的医学院吧，所以就去了邮局。我在信封上都写好了中国医科大学的地址，到了邮局一查，发现北京有一个中国协和医科大学，心想这也算是不错的地方，就在"中国"和"医科"之间加了"协和"两个字。就这样，唯一的一封自荐信就投了出去。

没想到，过了没多久，居然收到了来自中国协和医科大学教务处的来信："我们医学院从来不招收保送生，但是今年首次在浙江招生，它是八年制医学院，这要包括在河南信阳的 1 年军训，你愿意来的话，可以参加高考，到时候填报志愿就行。"我心想，8 年就 8 年吧，考试就考试吧。那时候高考真的是千军万马过独木桥，我所在中学的高考升学率仅为 10%。高考成绩出来以后，我毅然把中国协和医科大学作为我的重点线第一志愿，然后重点线第二志愿是浙江大学医学院，本科线志愿填写的是南京邮电大学。

过了 1 个月，我很顺利地收到了中国协和医科大学的录取通知书，欣喜若狂。不过，等到我去河南开始 1 年的军训生活、遇到众多同学的时候，我才知道这个大学的历史以及它在中国医学史上的地位，我就这样无意中走入了中国医学的"黄埔军校"。

对医学的兴趣，也是后来逐渐培养起来的，此话后谈。虽然大环境变化颇多，医患关系一度紧张，但是这仍然没有改变我对成为医生的兴趣。

1990—1998 年，我在中国协和医科大学学习，它是本硕博连读学制，也是当时国内唯一一家八年制医学院。进入了中国协和医科大学，我才知这是中国医学的殿堂，超过 60% 的中华医学会学科主任委员来自此处。这家由洛克菲勒集团创建的医学院，让我有幸接触了很多医学大师，走进了医学圣殿。

1998 年我从中国协和医科大学毕业，当时我也想着去别的医院找工作，但最后还是留在了北京协和医院——培养我 8 年的学校附属医院。我毕业科研的时候选择了内科导师，本来对内科非常有兴趣，在实习的时候却纠结于内科对于患者的无助，实习之后我彻底失望了，选择了全国排名第一的妇产科。

之后一晃在北京协和医院妇产科工作了整整 15 年，感谢这里的大师，我逐渐从一个无知的医学生成长为经验丰富的医生。在 15 年的学习、工作中，我逐渐理解了做一个好医生的真谛：关爱患者、坚持把患者利益放在第一位。15 年的磨炼，也让我在医疗技术方面达到了娴熟的程度，促使我思考如何进一步改变医疗环境。2013 年我离开了北京协和医院，开始了我的医疗环境改变之旅。2015 年我成为中国第一个自由执业妇科医生，我努力探索一条让中国老百姓就医不再痛苦的行医道路。

感恩我学习、工作了 23 年的北京协和医学院，这 8000 多天，是我踏上自由执业妇科医生旅程的起点。这座医学殿堂塑造了我，也成就了我。未来我也将秉承"协和"精神，继续在医疗的道路上探索前行。

2022 年 10 月

新版序言 2
当妇科医生的 8000 天

　　一晃距离此书第一次出版已经 5 年，编辑找我重新出版这本书的时候，提起了我行医时间的问题。在编辑的提醒下，我惊讶地发现，这竟然是我当妇科医生的第 24 年，当妇科医生已经 8000 多天。对很多医学前辈来说，8000 多天不过是职业生涯的弹指一挥间，而对我个人来说，代表着全新的起点。

　　2015 年离开体制内医疗机构创建妇产医生集团的时候，我认为不尽如人意的医疗系统会在 10 年内发生变革，让老百姓就医变得更加舒适和宽心，但是我过于乐观了。7 年多过去了，这种变革并没有彻底到来，疫情让脆弱的医疗体系变得更不稳定，医疗的多元化态势似乎有些倒退，民营医疗机构的日子变得更加难过。医生集团作为体制之外的新业态，也并没有在医疗领域掀起一场波澜壮阔的改革。下一个 10 年，医疗应该如何走向更为健康的道路，也值得思考。

　　中国目前的医疗体系并不能让患者、医者以及政府三方满意，如何去改变这一现状是我思考和探索的方向。2019年发生一次杀医事件以后，我接受过"惟物论"电台的40分钟采访。在那次采访中，我比较系统地谈到了我对医患矛盾、医患关系的理解和对改变之路的思考。医生集团是我探索医疗改变的一条道路。我们目前不是哪家医院的员工，沃医妇产名医集团（以下简称沃医）和医生主要是合作关系。我们更像国外自由执业妇产科医生，只不过在国外，医生往往有自己的诊所，在医院里面实施手术或教研，但不是医院的员工。以我的理解和实践来看，这样似乎更能合理调解上述三方的关系。作为医生，我们直接面向服务患者的市场，努力提升团队的医疗技术，争取在子宫肌瘤、子宫腺肌病治疗领域做到全球最棒。我们提供有温度而不是冷冰冰的医疗，努力让患者感受到温情。为减少外地患者奔波往返的麻烦，我们提出"最多来一次"的服务理念。患者完全是以我们的服务质量和口碑作为选择我们的依据，因此我们只能让自己在各方面做得更好；医院努力为患者提供良好的环境和服务，为医生提供先进的设备和安全条件，让医生更愿意把患者放在该医院里面。医生是否愿意选择该医院作为患者的服务机构，完全取决于医院的服务，这从根本上改变了过去医院"管"医生的状态，让医生对医院感到更加舒心。医生和医院合作的这种模式，在国外其实是很多妇产科医生的执业现状，在国内我们属于这种模式的探索者，国内医院和医生的关系大多还是雇佣关系。

当下，我和我的同人依旧致力于在医疗领域做点点滴滴的尝试，想让医疗变得更加美好。我想我们的患者还是满意的，但是号召更多医生加入或许并不那么容易，制约医生改变的因素很多，如物价、绩效考核、职称、医生品牌等。我之所以要写下这8000天的所感所得，是因为即使医疗行业是诸多行业中最难以改变的一个行业，我也坚信未来它一定会发生变化。如何去变，值得一部分先行者去探索，我或许就是在探路。

在当妇科医生的8000天里，我既遇到过坎坷，也收获过喜悦。这是我生命中做妇科医生的第一个8000天，后面或许还有第二个，甚至我还贪心地想要第三个、第四个。这并不是我对生命长度的奢求，而是作为医疗从业者，对永无止境的医学和救死扶伤的追求。同样，在医疗科普的道路上，我也会坚持下去，这是我重写本书的初衷和愿景。希望每一位读者在面对健康问题的关键时刻，拥有智慧，做出对自己、对家人、对生命最周全和最理性的选择。本书比较第一版，增加了不少内容，也更新了一些内容，如果有不足，请您指正。

2022年10月

近年来医患关系的恶化，让医疗行业的很多人心寒，他们当中有离职的，有劝儿女不要从医的，这的确让人有些悲哀。在这个对医疗行业信心低落的年代，我想写一些有正能量的文字，于是有了这本书。也许这不一定能够改变多少人，但愿至少能让年轻的医学生、住院医师对这个行业的未来充满希望和信心。

本书中的每字每句，都是我作为妇科医生不可不说的肺腑之言。我希望这本书可以成为每一位中国女性的健康知识宝典，以及生死攸关之时的武器和盔甲，从而保护每一位女性朋友的生命和健康，让她们获得正确的健康认知，既不会被过度医疗伤害，也不会与医生产生纠纷。

曾经，我也像很多医生一样，对患者有些冷漠、有些家长作风，让我真正开始改变的是2003年的美国之行，那是我第一次走出国门，去地球的另一端学习。4个月左右的时间不长，但是短暂的美国之行让我改变了对"医生"这个词的定义。之前我写过一篇文章，提到我的老师如何影响了我。他的谦卑、耐心、服务精神彻底改变了我，让我认识到医疗就是一个服务行业，不管你面对的患者是富有还是贫穷，你都应该用你的专业精神为他们提供服务，这位老师成为我人生中让我懂得如何做医生的第一个重要导师。

2003 年回国之后，我决心改变自己，努力做一个为患者服务的好医生。付出的努力也得到了回报，我那时候虽然是一个住院医师，但是每次我主管的患者总是给予我"龚医生是一个好医生"的好评，被夸奖后精神上的满足感促使我更有动力朝这个方向前进了。

同时，受郎景和院士的影响，我也拒收患者的红包。谈到红包的问题时，他说，"别看患者送你红包的时候表面上客客气气，其实都是有求于你。作为一名医生，你要是收下了红包，患者在你背后也许就会说原来这个医生也不怎么样；但是你若拒绝了红包，他会打心眼儿里认可你的医德"。多次拒绝红包让我备受患者的喜欢，我也获得了患者的尊重。

从精神层面得到认可，其实是一件非常愉悦的事情，这也是我喜欢做医生的一个原因。试想，在哪个行业，当了乙方还可以被甲方夸奖的？医疗行业可能算是其中之一。当你的服务为患者解除了痛苦，患者通常会以赞许和夸奖回馈你，医疗行业中的甲方不像其他大多数行业中的甲方那样咄咄逼人。

做好医生，除了要有服务精神，还要优先考虑患者的利益。2012 年，我再次出国，去参观访问克利夫兰诊所。这是一家非营利性私立医疗机构，是美国数一数二的医疗中心，我一直在思考它如此成功的原因。

通过和这个医院的医生交谈，我了解到很多。克利夫兰诊所有一个信条——"一切以患者为先"。在面对患者的时候，医院要求医生不必考虑自己的工作量、收入、论文，只需要考虑患者的疾病，给患者提供一个最好的治疗方案，怎样有利于患者就怎样做。医生的薪水和工作量脱钩，但是和患者的满意度挂钩，医院的一切是以服务好患者为中心，当然医生也会得到满意的薪水。一切以患者为先，让这家医院在病患中间建立了良好的口碑，也为这家医院走向成功奠定了基石。

我想做医生就应该这样，不管医院如何考核我们的工作量，如何考核我们的经济指标，我们面对患者的时候，需要考虑的首要因素就是患者的利益，不该用的药不用，不该做的手术不做。一切以患者为先，会让你获得患者的信任。手下的医生曾经问我："我们都以患者为先，手术指征收紧了，我们的手术患者会不会减少，收入会不会减少？"我说："只要我们以患者为先，我们的患者只会越来越多。有口碑的医生是从来不缺患者的，并且当你的患者觉得你把他们的利益作为优先考虑因素的时候，他们会非常信任你。在当前的医疗环境下，对一个陌生医生的信任又是何等重要！"

我多年坚持服务患者、以患者利益为先，临床工作的幸福指数也很高。我拒绝红包，拒绝回扣，虽然收入少些，但是获得了患者宝贵的信任，也时不时地收到患者给我的贺卡和小礼品，这是患者发自内心的感谢，是对医者的赞赏和尊敬，这种精神层面的满足又有几个行业能拥有呢？

尽管社会上医患纠纷、矛盾不少，但说实话我这些年遇到的真是不多。如果你服务好你的患者，和他们充分沟通，又优先考虑他们的利益，那么你在遇到一些不顺利的事情时，大多数情况下也都可以获得理解和支持。当然，医疗体系还是有很多让患者不舒服的地方，在预约、等待、流程、沟通等方面，我们还需要本着以患者为先的服务精神，继续努力做得更好。

要做好患者的服务工作，就要在临床实践的过程中努力提高自己的业务能力，以更好的方法为患者提供服务。业务能力不仅体现在临床技能上，还体现在医疗知识的及时更新上。技能的掌握需要临床医生不停地摸索和实践，只要是患者可以获益的新技术，医生都应该努力去掌握，不以自己的习惯和便利需求为借口。

最近一段时间，我们在研究聚焦超声技术治疗子宫肌瘤和子宫腺肌病。对外科医生来说，这是一个放弃手术的超声治疗手段，创伤小、恢复快、没有瘢痕，得到了患者的认可，那我认为就值得去开展。虽然新技术还有很多不完善的地方，但是为了患者，我们就应努力去探索，微创、无创治疗是未来必然的发展方向。医学知识的更新，需要医生提高学习新知识的能力，多读外文文献，多接受继续教育。不要再用陈旧的技术来为患者提供服务，这也是新时代医生的基本素质，这样患者才不至于因为医生知识陈旧而受伤害。

我坚持走这条医疗道路，收获了不少。这段时间我开教学门诊，就是希望可以培养出更多合格的医生，让更多的老百姓不再为医疗而痛苦。如果你是一名医者，就不要被现阶段紧张的医患关系困扰，只要你努力并拥有服务患者的态度，就一定可以做一名快乐、幸福的医生。

2017 年 7 月

目录

1 月经
每个月总有那么几天……

2 怀孕

你所谓的"常识"
可能是错误的

3 分娩
哪种分娩方式适合你

4 产后
医生帮你消除尴尬与苦恼

5 孕产不苦恼
自己做主，让一切顺其自然！

6 阴道、盆腔和子宫
不要被过度治疗

7 卵巢、宫颈
有些症状完全可以自愈

1 月经

每个月总有那么几天……

月经：
身体状况的镜子

原本以为月经是每个女性生命中的必修课，却发现很多人还不知道什么是正常的月经。现在就给大家科普一下这方面的常识。

正常的月经	
间隔	21~35 天
周期	2~7 天
痛经	不应有
血块	不应有
月经量	10~80 毫升

月经间隔多久算正常？

通常情况下，月经间隔 28 天，21 ~ 35 天算是正常，超过了这个范围是异常现象，需要寻找病因。青少年因为月经轴还不成熟，21 ~ 45 天也算是常见现象。

月经周期多长算正常？

通常情况下，月经周期为 3 ～ 5 天，但是 2 ～ 7 天也正常。月经周期超过 7 天是常见的问题，通常提示着疾病，这个时候要了解子宫有无病变存在，或者卵巢是否有功能性问题。

痛经算是正常现象吗？

正常情况下疼痛是不应该存在的。若有痛经，可能存在异常（具体请看后文分析）。

有血块正常吗？

月经出现血块，提示月经量过多，需要排查有无子宫器质性病变。

月经量多少算正常？

正常的月经量为 10 ～ 80 毫升，月经量过多或过少，都要根据具体情况进行具体分析（具体见本书相关内容）。

多少岁不来月经是异常？

第一次来月经称为初潮，初潮年龄通常是 12 ～ 13 岁。若是早于 9 岁、晚于 15 岁来月经，或者乳房发育 3 年后没来月经，都是异常情况，需要到医院做进一步检查。

多少岁绝经是异常？

先解释下，绝经指 1 年以上不来月经。中国人的平均绝经年龄是 49 周岁，通常情况下，在绝经前 1 ～ 2 年就有可能会出现月经不规律的现象，这个时候也称为围绝经期。40 岁之前绝经是异常的，称为卵巢早衰。那么，多大年龄绝经是正常的呢？通常是 50 ～ 55 岁。绝经以后若是阴道出血，哪怕出一滴血，也是身体出现异常的一个信号，需要警惕。

> ### 小贴士
>
> 围绝经期：女性自育龄期的规律月经过渡到绝经的一段时期，包括从出现与卵巢功能下降有关的内分泌、生物学和临床特征开始到最后一次月经之后 1 年，是正常的生理变化时期。

月经紊乱怎么办?

月经紊乱是妇科的常见问题，要了解为什么会出现月经紊乱，就要从正常的月经周期说起。

月经是女性性成熟的标志之一。每个月，子宫都在为怀孕做准备。子宫内膜有一个功能层，每个月在卵巢雌激素的影响下开始生长；功能层长到一定的厚度，为可能的受精卵在子宫内的种植做准备；进入黄体期，卵巢分泌孕激素，支持可能的受精卵的发育，如果在此期间没有受精卵在子宫内着床，那么准备好的子宫内膜就会脱落，形成月经。

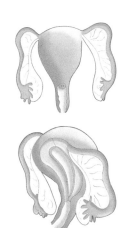

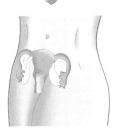

月经形成

如上所述，子宫内膜的周期性改变受卵巢分泌的激素调节，卵巢在排卵前，以分泌雌激素为主，雌激素支持着子宫内膜的生长；在排卵后，形成一个黄体，黄体分泌孕激素，孕激素会升高体温。

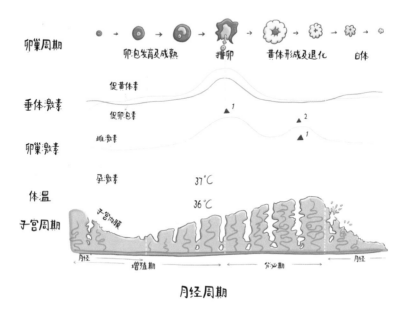

月经周期

卵巢激素的周期性改变则受"上级"的中枢性调控，这个"上级"是大脑中的垂体，它能周期性地分泌促卵泡素和促黄体素。同

小贴士

月经轴：月经周期主要通过下丘脑、垂体和卵巢的激素调节，它也称为下丘脑－垂体－卵巢轴，此轴又受中枢神经系统控制。

样，垂体也是由"上级"来管理的，它的"上级"是下丘脑，下丘脑则是大脑中枢，思维、精神因素都有可能影响下丘脑。

了解了"下丘脑－垂体－卵巢"这个垂直的轴，就知道正常的月经是怎么来的，也就可以理解导致月经紊乱的可能是什么问题。

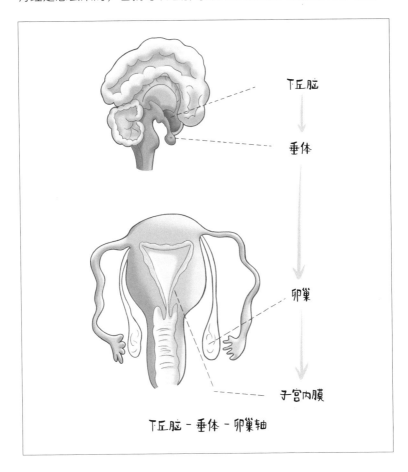

下丘脑－垂体－卵巢轴

通常情况下，进入青春期后，需要一段时间来建立月经规律，这是正常现象，一般初潮后 2～3 年即可建立规律的周期。

怀孕之后，受精卵种植在子宫内膜上。一开始受精卵需要孕激素的支持，等到绒毛生长后，就由绒毛分泌的人绒毛膜促性腺激素（HCG）来支持黄体的生长和孕激素的分泌，这时候月经就不会再来，子宫将会继续为胎儿的发育提供支持。

月经推迟更为常见的原因是天气、精神、情绪、饮食、肥胖、药物以及疾病对"下丘脑－垂体－卵巢"功能轴的影响。在去除种种因素以后，通常就可以恢复月经规律，不必太紧张。如果超过 3 个月不来月经，才考虑药物治疗。

这个轴的规律如果长期无法建立，就会表现为月经紊乱、月经周期长或者月经间隔时间长，这些情况也是病态的。长期如此，身体可能会受雌激素的过度刺激，从而增加患子宫内膜癌的风险。所以，若是长期月经紊乱，需要通过药物调整。对育龄期的年轻女性来说，重在调整月经规律，若有生育需求，可能要使用药物来促进排卵。

小贴士

黄体期：排卵到月经前一天，卵巢受促黄体素的影响，分泌黄体素，维持增厚的子宫内膜，以利于受精卵着床，若无受精卵着床，子宫内膜便会崩解，月经就来了。

月经量过多：
子宫和卵巢发出的红色警报

　　月经量过多是妇科门诊的常见问题。按照教科书上的定义，一次月经的总失血量超过 80 毫升，就是月经量过多。但 80 毫升是一个比较抽象的概念，如果用卫生巾的使用体验来评估，大概每 1 ～ 2 小时就湿透一片卫生巾，就说明月经量偏多。当然也可以和自己过去的月经量对比，如果再合并血红蛋白降低或者乏力、耳鸣等贫血症状，就更可以说明月经量过多，需要寻求医生的帮助。

　　月经量过多的原因很多，需要对原因进行分析，看是器质性原因还是功能性原因。

　　从病因来说，月经量过多，有可能是全身性凝血功能方面的问题，如血小板减少、凝血酶出现问题，也有可能是口服一些抗凝药物引起的，如阿司匹林。有些时候，月经量过多是子宫的问题，如子宫肌瘤、黏膜下的肌瘤。此外，子宫腺肌病、子宫内膜息肉、子宫内膜增生等疾病也可能导致月经量过多。宫内节育环也是一个导致月经量增多的因素。个别情况下，自然流产时，组织物排出较多，

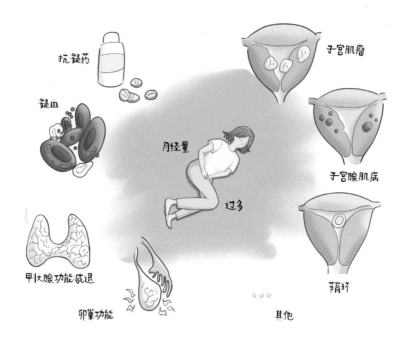

也会导致月经量过多。此外，如果存在甲状腺功能减退（甲减），也可能发生月经量增多。在排除全身或者子宫的器质性病变之后，可能就是卵巢的功能性问题导致月经量过多。

　　月经量过多的患者来门诊的时候，一般需要进行妇科体检和其他项目体检，如检查血常规以及对子宫双附件进行超声检查，有时候需要检查凝血功能和性激素水平。

　　如果存在局部器质性病变，一般需要进行去除病因的治疗，例如子宫肌瘤导致月经量过多，通常需要将肌瘤或者子宫切除来达到治疗的目的；如果怀疑是宫内节育环导致月经量过多，一般需要尝试将宫内节育环取出；如果是甲减或者凝血功能问题导致月经量过多，则需要治疗这些全身性疾病。

对于功能性问题，一般可以通过激素的调节来减少月经量，如口服短效避孕药。如果处于围绝经期，一般采取"缺少什么就补充什么"的方式来治疗，通常服用孕激素来治疗。月经期服用抗纤溶药物也可以减少月经量。贫血患者通常需要补充铁剂。

除了上述治疗方案，也有一些一般性治疗方案，比如在子宫内放置一个缓慢释放孕激素的避孕环（曼月乐），也可以有效减少月经量；宫腔镜子宫内膜切除术是一种相对传统的治疗方式，可切除导致月经量过多的子宫内膜。

最新的治疗方案也包括子宫内膜微波治疗（诺舒），优点是快速（只需 90 秒）、微创。

子宫动脉栓塞术也是一种微创治疗方法，通过将子宫的血管堵住来减少月经量。

如果导致月经量过多的病因没有去除，那么任何保留子宫的治疗都有可能失败。需要强调的是，以上这些方法不适合有生育需求的患者。

总而言之，月经量过多时首先需要找病因，然后再根据年龄、生育需求、既往治疗的情况综合考虑，选择一个适合患者的最优治疗方案。

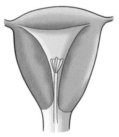

1. 略微扩张宫颈，置入一根
   细长消融器

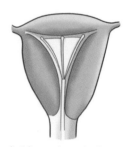

2. 将诺舒的三角状电极展开，
   使其附着于子宫内膜表面

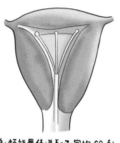

3. 射频能量传递到子宫约90秒
   即可去除子宫内膜

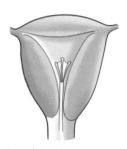

4. 收回三角状电极，让它从
   子宫退出

子宫内膜微波治疗（诺舒）示意图

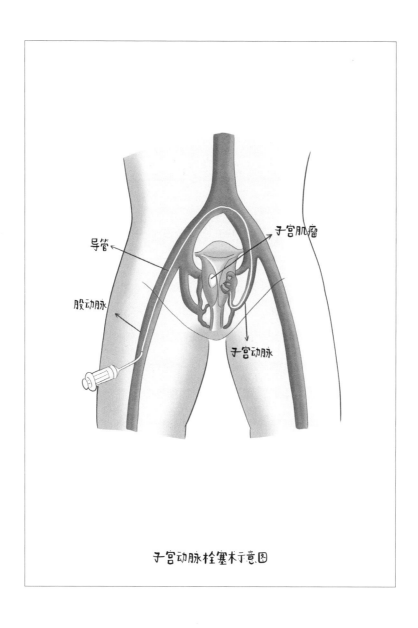

导管

股动脉

子宫肌瘤

子宫动脉

子宫动脉栓塞术示意图

月经量过少：
如果没有器质性病变就不用担心

说完月经量过多，我来讲讲月经量过少。什么是月经量过少？教科书上的定义是失血量少于 20 毫升，这可能比较抽象，如果拿卫生巾来说，浸湿一片夜用卫生巾的血量为 20 ～ 30 毫升。如果没有达到这个标准，只是比平常的月经量略少的情况，就不属于疾病，不必特别担心。经血并非身体里面的脏东西，而是正常子宫内膜剥脱引起的出血，所以即便稍微少一些，也不会对身体造成什么危害。

和月经量过多类似，月经量过少也要看是否有器质性病因，若没有器质性问题，只是功能性问题，则不必过于担心。

所谓器质性问题，通常指产生经血的部位——子宫内膜发生了损伤，导致月经量减少，如流产后的宫腔粘连、子宫内膜结核，或者是子宫手术以后子宫内膜的体积减小。

人工流产导致的宫腔粘连相对而言是一个常见的问题，有些患者在一次人工流产以后，甚至有可能因宫腔粘连而出现闭经，这通常是由于在人工流产过程中子宫内膜基底层受器械损伤。宫腔粘连

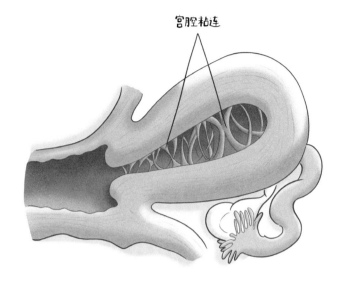

宫腔粘连

可以通过超声检查、子宫碘油造影或者宫腔镜来明确，通过宫腔镜手术来治疗。

子宫内膜结核会破坏子宫内膜的功能层，造成月经量减少，这样的问题通常是不可逆的，子宫内膜结核导致的不孕治疗起来很困难。

口服避孕药，或者使用了含有激素的避孕环以后，也会出现月经量过少的情况，这和雌激素水平下降有关。

除了器质性问题，月经量少通常和卵巢功能有关。在青少年时期或者围绝经期，下丘脑－垂体－卵巢轴功能不完善或者卵巢功能衰退，会导致月经量过少。其他内分泌器官的功能异常，如甲状腺功能减退、泌乳素增高、胰岛素水平或者雄激素水平升高，也有可能会导致下丘脑－垂体－卵巢轴功能异常，进而导致月经量减少。过量运动、减肥导致的体内脂肪含量下降，也是月经量减少甚至闭经的原因。

除上述问题以外，很多女性的月经量减少和精神、情绪有关，如有考试压力或者情绪激动时，精神压力抑制了下丘脑内激素的分泌，进而导致卵巢雌激素的分泌减少，从而导致月经量减少。

对于功能性月经量减少，首先要找诱因，如果是体内其他功能轴的问题，需要针对病因进行相应的治疗，比如出现甲减的时候需

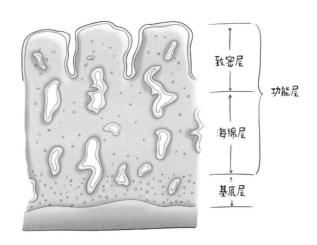

子宫内膜分层

要补充甲状腺激素。若是和精神、情绪因素相关，在外因去除后一般也可以恢复正常。若是经过检查均未发现异常，也不必过于紧张。月经量过少，一般不会对身体造成不良的影响，月经量少和正常月经量在不孕发生率上没有差异，所以一般不用进行特殊治疗。

说到月经量过少，还需要强调一点，很多女性存在认识误区，认为月经是身体在排毒。其实月经就是每月子宫内膜备孕失败的结果，经血是身体里面正常的血和子宫内膜。疾病导致月经量过多是需要想办法进行治疗的，月经量过少如果没有合并器质性问题，就不会因为"毒"排得少了而对身体造成影响。

小贴士

子宫内膜：分为致密层、海绵层和基底层三层。内膜表面三分之二为致密层和海绵层，统称功能层，功能层受卵巢激素周期性变化的影响，会脱落。基底层靠近子宫肌层，不受卵巢激素影响，不发生脱落。

危及月经与排卵的多囊卵巢综合征

多囊卵巢综合征是一个在门诊经常被提及的疾病，也是女性月经紊乱的常见病因。下面我就系统地对此疾病做一个科普。

多囊卵巢综合征常见于年轻女性。据统计，全世界有 6% ~ 10% 的女性患有多囊卵巢综合征。它的典型临床表现是月经稀发、雄激素过高和卵巢多囊样改变。月经稀发往往说明身体不排卵，每年月经通常少于十次。雄激素过高的表现是脸上长痤疮、多毛，也可以通过抽血化验检测出来。卵巢多囊样改变，往往要通过卵巢超声检查来确定，以单个切面上的小卵泡数量超过十个作为标准。

临床医生诊断多囊卵巢综合征时，往往需要看以下三个标准中是否符合两个或两个以上：① 排卵障碍；② 雄激素升高；③ 卵巢多囊样改变。

当然，严格的临床诊断还需要排除其他方面的一些问题，如甲状腺疾病、高泌乳素血症、非典型先天性肾上腺皮质增生症等，这些疾病也可能会导致闭经、雄激素升高。

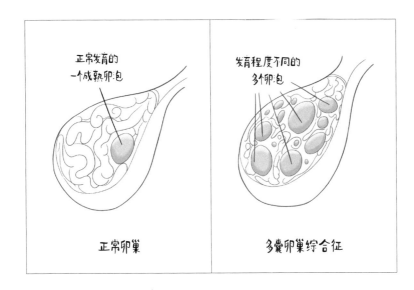

正常卵巢   多囊卵巢综合征

短暂的月经稀发本身倒没有什么危害，月经稀发往往是由于卵巢没有排卵，因此多囊卵巢综合征患者不孕发生的概率相对较高。

月经周期不排卵，缺乏黄体，一般是由于缺乏孕激素。孕激素对于子宫内膜是有保护作用的，子宫内膜若是长期受到雌激素刺激，容易发生子宫内膜单纯性增生甚至癌变，所以子宫内膜癌也是多囊卵巢综合征患者的一个长期风险。

多囊卵巢综合征患者，往往有身体代谢方面的异常，主要表现为高脂血症、肥胖、胰岛素抵抗，这类患者容易发生糖尿病前期，患糖尿病的风险也高。

在产科方面，多囊卵巢综合征患者容易发生早产、妊娠糖尿病和妊娠高血压，其他并发症还包括睡眠呼吸暂停综合征、黑棘皮病、抑郁症、焦虑症。

不同阶段应该有不同的目标，需要从饮食、生活习惯和药物等方面进行全方位治疗。

对于肥胖患者，通过运动、调整饮食等减轻体重，有助于缓解病情。有些患者通过运动也有可能恢复正常月经。锻炼也有助于改善胰岛素水平。

若是在生育之前，长期不能恢复正常的月经周期，可以口服避孕药。短效避孕药相对来说是比较安全的药物，很多患者担心长期口服避孕药有不良反应，其实对于多囊卵巢综合征患者，口服避孕药带来的益处超过其带来的风险。长期口服避孕药的时候需要额外补充维生素 B_{12}。

有生育需求的多囊卵巢综合征患者，可以先尝试自然受孕，若是 1 年受孕困难，可以考虑用药物来进行促排卵治疗。促排卵治疗是分阶段的，最常用的促排卵药物是氯米芬，近年来，来曲唑用得也越来越多。若是口服用药不能有效促排卵，也可以进一步通过皮下注射促卵泡素、人绒毛膜促性腺激素来促进排卵。有些患者在进行腹腔镜不孕检查的时候，也会采用卵巢打孔的方式来辅助排卵。

已经完成生育的多囊卵巢综合征患者，重要的是维持月经周期，避免由子宫内膜过度刺激导致的子宫内膜癌，此时可以通过口服避孕药、孕激素或者放置避孕环来进行抗雌激素治疗。

多囊卵巢综合征往往合并高胰岛素血症、胰岛素抵抗、糖尿病前期、糖尿病、肥胖、冠心病等，研究表明，中年多囊卵巢综合征患者发生糖尿病的概率是普通人群的 6.8 倍，往往需要内科、内分泌科和营养科协助处理血糖、营养、体重等问题。合并睡眠呼吸暂停综合征的情况，需要呼吸科、口腔科、五官科协助处理。

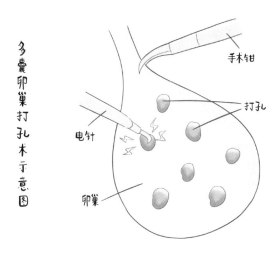

多囊卵巢打孔术示意图

手术钳

打孔

电针

卵巢

排卵期出血：
经期过后又出血

女性在排卵期发生的异常子宫出血，常见于育龄期女性。

以 28 天的月经周期为例，排卵期为第 14 ～ 16 天，若是在这段时间发生了少量出血，就很有可能是排卵期出血，这是排卵的一个信号。

为什么会发生排卵期出血？

这还得从子宫内膜周期性变化说起，一般从月经第 5 天开始，子宫内膜在卵巢雌激素的作用下开始增殖、长厚，在月经的第 14 天达到高峰。

而到了排卵期，随着卵泡的排出，雌激素水平会下降。如果这时候雌激素水平不足以维持子宫内膜继续增殖，就会发生突破性子宫内膜脱落，导致排卵期出血。

排卵后随着黄体形成，雌激素水平会逐渐上升，这个时候突破性出血就停止了。

简单来说，就是卵巢分泌的雌激素减少，而黄体分泌的雌激素还没有达到足够水平，雌激素出现比较大的空缺，就会引起排卵期出血。

然而这种空缺通常不会维持太久，所以排卵期出血量一般不多，出血时间也不长，有的人甚至只是排卵期出现褐色分泌物。

怎么判断到底是不是排卵期出血？

首先要通过超声检查排除其他器质性病变，如宫颈息肉、子宫内膜息肉、子宫肌瘤等，然后才考虑功能性病变。

一个简单有效的办法就是基础体温测定。

方法：每天早上起床后什么事情都别做，先测体温，然后记录下来。

可以自己记录在表格上，现在很多手机应用程序（App）也提供这样的记录功能。在完整记录一个周期的体温后，就能得到这个月经周期的体温变化情况。

正常的体温变化是双向的，在月经期初始表现出相对低的体温，而排卵后体温通常会上升 0.5 摄氏度以上，并持续到月经来潮。

体温出现这样的情况，则说明是排卵的，如果在体温升高的时候出血，那么就很有可能是排卵期出血。

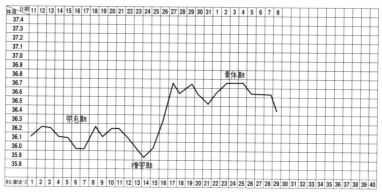

基础体温检测示例

当然也可以通过超声检查和激素水平测定来进行更明确的诊断，但似乎没有必要这么麻烦。

偶尔发生一次排卵期出血的话，大多能够自愈，并不需要治疗，少量出血也不影响性生活和受孕。

如果是长期反复发生，那么一定程度上还是会影响生活，这个时候可以在排卵前后使用雌激素或者孕激素来调整一下，一般几个月经周期之后，就能恢复正常状态了。

痛经：
身体亮起红灯

很多女性会发生痛经，到底是什么原因导致了痛经？又该如何去处理呢？

首先需要确认月经期间肚子疼痛是不是痛经。有些女性在月经来临之前出现下腹胀痛的感觉，那可能是经前期综合征，和孕激素的作用有关。痛经是月经来临以后出现的下腹部疼痛。

痛经的情况因人而异，大部分人不会发生痛经，有的人痛经的程度可忽视，但是也有的人在月经期痛得大汗淋漓，甚至可能要用药物来进行治疗。

在医学上，痛经有两种：一种叫"原发性痛经"，指在第一次来月经的时候就有痛经；另外一种是"继发性痛经"，指之前没有痛

小贴士

经前期综合征：月经前 7 ～ 14 天，反复出现一系列精神、行为及体质等方面的症状，月经来潮后症状迅速消失。症状表现中精神、情绪障碍突出，还涉及几个互不相连的器官、系统，所以曾被称为"经前紧张"。

经，后来由于某种原因而出现痛经。

对于原发性痛经，无法通过系统的体检查出器质性病因。在没有器质性病变存在的时候，往往建议对症治疗，可以用芬必得之类的止痛药来控制症状，疼痛时不必每次都忍受煎熬。

继发性痛经往往是由于体内脏器存在一些病变，因此有必要去医院进行检查，了解是否有潜在的疾病存在。

那么，都有哪些疾病可能导致痛经呢？

第一种疾病也是最为常见的疾病——子宫内膜异位症，顾名思

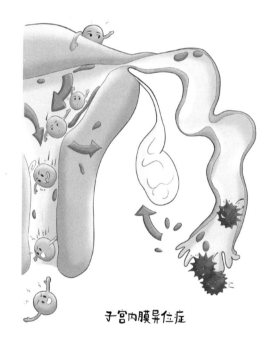

子宫内膜异位症

义，子宫内膜移到别的地方去了，来月经的时候，一些异常的位置出血，就会产生疼痛。

最常见的异常位置有卵巢、盆腔腹膜以及阴道和直肠之间的组织（直肠阴道隔），罕见的位置还可能有肠道、输尿管、膀胱，甚至腹腔外。这些异常位置出血，就会刺激腹膜，导致痛经，常引起卵巢囊肿，这称为卵巢子宫内膜异位症，由于该囊肿内液体特别像巧克力，因此它又称为巧克力囊肿。

子宫内膜异位症是一种比较特殊的疾病，在医学上我们有时戏称它为"良性的疾病，恶性的表现"，主要就是因为治疗它非常困难，药物治疗和手术治疗都有很高的复发率，而且容易影响生育，造成受孕困难。

目前，治疗手段主要取决于患者的症状、年龄、生育需求。对于子宫内膜异位症导致的痛经，通常情况下需要医生详细检查和评估以后，才能决定具体的治疗方式。对于症状较轻的患者，如果没有囊肿或者囊肿较小，那么较为简单的治疗方法是口服避孕药。

对于子宫内膜异位症的治疗，还存在着所谓"怀孕是子宫内膜异位症最好的治疗"的说法。足月妊娠和分娩会让体内产生大量的孕激素，这对于子宫内膜异位症有很强的抑制作用，所以很多人在怀孕以后，痛经症状就会得到很大的缓解，甚至短期之内不再出现。当然，足月怀孕的次数越多，子宫内膜异位症也就越不容易加重。相反，早期流产会加重子宫内膜异位症，很多人在流产以后出

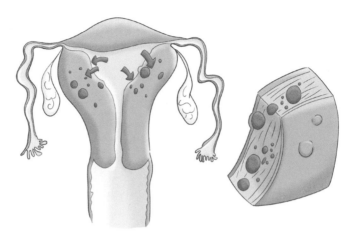

子宫腺肌病

现痛经的症状。

第二种疾病和子宫内膜异位症有相似之处，叫子宫腺肌病，以前也被认为是子宫内膜异位症的一种特殊类型。

异位的子宫内膜会对局部产生刺激，导致子宫壁增厚，甚至可能会在局部形成一个瘤样组织。患者会出现痛经的症状，而且子宫腺肌病产生痛经的严重程度通常比子宫内膜异位症要大，也会影响生育。对于子宫腺肌病，如果症状严重，通常需要进行手术治疗，剔除局部异位的子宫内膜（如今，也有一些不需要做手术的新方法，如聚焦超声治疗子宫腺肌病，这也可能是未来的一个新方向）。子宫腺肌病导致的疾病是否需要治疗，同样需要先评估疾病的严重程度。

第三种疾病是慢性盆腔炎。这是由于在月经期，整个盆腔会充血，炎症的刺激会导致疼痛。盆腔炎一般有明确的盆腔感染病史，慢性盆腔炎目前缺少精确的客观诊断标准，因此容易被过度诊断。该病缺少特别有效的治疗方案，建议以理疗配合中药治疗，病情可能会获得缓解。

较为罕见的情况是子宫畸形，如残角子宫、阴道斜隔综合征等都会导致经血流出不畅，这些情况均需要经过详细的检查才能明确诊断，确诊后一般需要手术治疗。

痛经的病因比较多，有些情况没有办法预防，但是有些情况是可以预防的。例如流产，不少人在流产后开始出现痛经，所以避免流产不仅能保护子宫，还能预防痛经。

从临床来看，有不少患者在经期受寒以后开始出现痛经，这在民间和中医里都有相关说法，但是西医对于这方面的研究很少，没有明确具体的病理、生理机制。如果在西医解决不了的时候，尝试中医也不失为一种方法。经期避免寒冷刺激，也是一种预防痛经的方法。

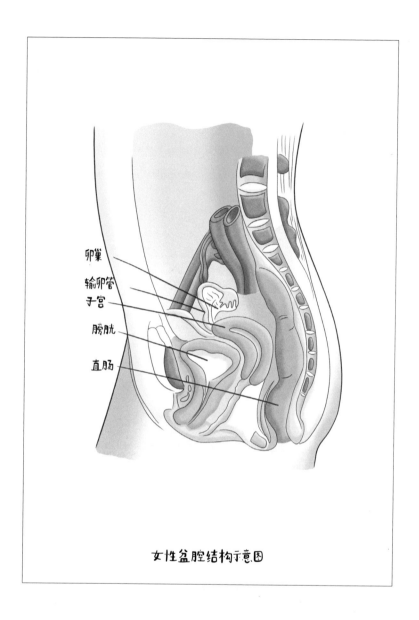

卵巢
输卵管
子宫
膀胱
直肠

女性盆腔结构示意图

当妇科医生的 8000 天

子宫内膜异位症

子宫内膜异位症是年轻女性常见的一种疾病，这个病名还未被很多人熟知，但是子宫内膜异位症是很多人痛经背后的病因。

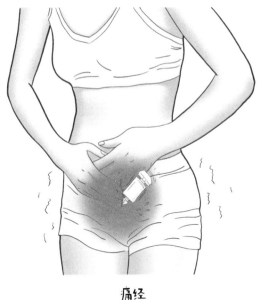

痛经

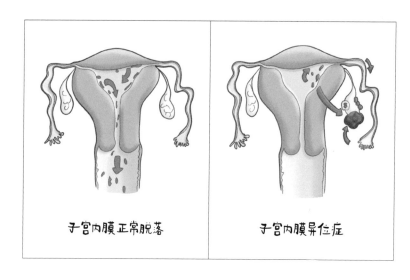

子宫内膜正常脱落　　　　　　子宫内膜异位症

　　子宫内膜异位症经常被描述为"盆腔沙尘暴"，因为它涉及的病变范围较广，通常会累及腹膜（腹内覆盖器官表面的一层膜）、卵巢、直肠阴道隔等位置。简单来讲，子宫内膜异位症是本来每月在子宫里面发生剥脱、出血的内膜，跑出了子宫，在别的位置上长出来了，每次来月经的时候，它也跟着出血，因此产生了种种病灶。

　　子宫内膜异位症往往比较顽固，伴随着女性整个育龄期，容易复发，所以也被称为一种"良性肿瘤"。迄今为止，该疾病的治疗仍然是一个世界性难题。

　　子宫内膜异位症是痛经最为常见的原因，畸形、炎症也可能是痛经的病因，但是可以说 80% 以上痛经是由子宫内膜异位症导致的。

　　卵巢子宫内膜异位症一旦在月经期破裂，就会导致急性腹痛，所以经期剧烈腹痛不能排除子宫内膜异位症的可能。

性交痛也是子宫内膜异位症的常见症状，子宫内膜异位累及固定子宫的韧带或者直肠阴道隔，导致性交痛。有些患者对医生手指检查比较害怕，因为医生的手指碰到这些结节，就可能导致疼痛。

子宫内膜异位症患者往往怀孕比较困难，其中一半左右是由于遗传易感性，还有一些外界因素，如流产、经期受寒、手术等，但是病症究竟是如何发生的，仍然是一个谜。

子宫内膜异位症的诊断方法是腹腔镜手术，如果在腹腔镜下看到一些腹膜上存在蓝色、褐色或者白色结节，就可以诊断子宫内膜

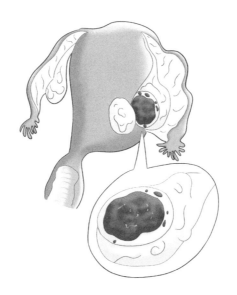

卵巢子宫内膜异位症

异位症了。

但是，大部分患者不需要手术，毕竟这是一个有创伤的操作。在临床上，医生一方面看患者有无痛经史；另一方面要给患者做各种检查，如果查体时发现一些触痛的结节，超声检查发现卵巢上有特征性包块存在，化验结果显示卵巢癌特异性标志物糖类抗原125（CA125）升高，往往就可以诊断子宫内膜异位症。

CA125 是患者经常进行的一个检查，CA 为糖类抗原，又称为癌抗原，所以很多人一发现 CA125 升高就开始紧张。虽然它的名字是癌抗原，但是其并非癌症特有的指标。子宫内膜异位症患者就经常会有 CA125 升高的现象，其升高的程度也和病情相关，可以将 CA125 用于子宫内膜异位症的监测。

要说治疗，怀孕是子宫内膜异位症最好的一种治疗方式。怀孕10 个月，体内孕激素的水平会大幅提高，这就相当于吃了 10 个月的药。因此，子宫内膜异位症患者若是有生育需求，并且没有大的卵巢囊肿存在，我通常的建议就是先尝试怀孕。不少患者怀孕以后往往痛经有所缓解，也是这个道理。

若是有卵巢囊肿存在且其比较小，可以观察或者进行药物治疗；若是卵巢囊肿比较大，超过 3 厘米，医生通常就会建议通过腹腔镜手术处理囊肿。手术的目的一是明确诊断；二是把病灶尽可能清除干净，减少卵巢囊肿在经期破裂或进一步恶化的风险。

若是有巧克力囊肿并且不孕，往往建议术后尝试怀孕，手术以后半年内是怀孕的黄金时间。若是经过半年左右的尝试仍然不孕，下一步需要考虑人工辅助生育的方式，人工授精或者试管婴儿有助于提高妊娠率。

治疗子宫内膜异位症，有很多种药物可以选择，口服避孕药也可以治疗子宫内膜异位症。很多有痛经的女性，口服避孕药以后，痛经的程度往往会降低，这就是因为避孕药含有的孕激素相对比较多，对缓解病情是有帮助的。

假孕疗法就是用药物造成闭经或者怀孕的方法，孕三烯酮经常用于子宫内膜异位症的治疗，手术以后往往也需要用这类药物来进行治疗，服药周期通常为 3 ～ 6 个月。它有乳房缩小、肥胖、多毛等不良反应，通常不用于未明确诊断的子宫内膜异位症的治疗。促性腺激素释放激素类似物包括诺雷得、达菲林、亮丙瑞林等药物，需要肌内注射，可以造成闭经，对于子宫内膜异位症的治疗也有帮助。这些药需要在月经第一天就注射，用药以后就不会来月经，暂时会抑制子宫内膜异位症的恶化。术后若是有生育需求，也可以用它们来抑制未切除的病灶，但是此类药物并不能抑制复发，比较昂贵，每针为 2000 元左右，一般用药 3 ～ 6 个月。

曼月乐放置在宫腔后可以缓慢地释放孕激素达 5 年左右，也是一种比较好的治疗方法，避免了每天吃药的麻烦。每天持续释放药物，有助于抑制病灶的复发，适合没有生育需求的患者。

子宫内膜异位症是一个非常容易复发的疾病。据统计，手术以后复发的概率在 70% 左右，反复手术不是治疗子宫内膜异位症的明智之举，因为手术过程中的一些止血操作多多少少会破坏卵巢功能，对于有生育需求的患者尤其如此。因此，子宫内膜异位症复发以后，若是症状不重，可以选择用上述药物治疗；若是有囊肿复发，也可以考虑进行超声引导下囊肿穿刺和硬化治疗；若是不能排除恶性情况，要考虑手术治疗。当然，若是接近绝经期，没有生育需求，对于反复的子宫内膜异位症，也可以进行更为激进的手术处理，如卵巢切除或者子宫加卵巢切除，降低复发的风险。

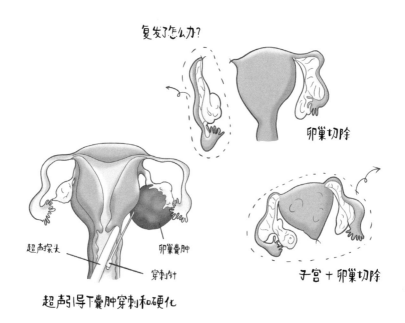

复发了怎么办？

卵巢切除

超声探头　　卵巢囊肿

穿刺针

超声引导下囊肿穿刺和硬化

子宫＋卵巢切除

　　　　　　　　当妇科医生的 8000 天

子宫内膜异位症手术治疗以后，一些患者常常出现局部假囊，这可能是粘连导致的囊肿，在没有症状的情况下不必进行手术处理，定期观察即可。

卵巢子宫内膜异位症有 0.5% 恶变概率，卵巢透明细胞癌的发生就和它有关。因此，对于长期存在的卵巢子宫内膜异位症，应该考虑进行手术治疗，从而获得病理的明确诊断。

腹壁子宫内膜异位症通常和剖宫产手术有关，因为剖宫产手术过程中宫腔内的部分血液会残留在手术切口中，伴随月经的出现，有些患者会出现伤口的周期性疼痛和可以触及的疼痛结节。这样的子宫内膜异位症应进行手术治疗，医疗机构也在尝试用聚焦超声治疗它。

会阴切开术伤口也有子宫内膜异位症的情况发生，这和异位的子宫内膜在伤口部位的种植有关，治疗也是以手术切除为主。

其他发生子宫内膜异位症的罕见部位还有膀胱、肺、鼻等，表现为周期性出血。

子宫腺肌病和子宫内膜异位症是一对姐妹病，当异位的子宫内膜发生在子宫肌层的时候，周期性出血也会在局部形成病灶，从而导致严重的痛经。病灶有的时候像子宫肌瘤一样聚集，有的时候比较分散。子宫腺肌病会造成子宫体积增大，子宫内病灶的存在也容易造成不孕。

子宫腺肌病的治疗往往也比较棘手，保留子宫的治疗包括局部切除病灶或者破坏病灶，这种治疗往往不彻底，容易复发。

对于子宫腺肌病造成的严重痛经，若是没有生育需求，最彻底的方法是进行子宫切除；若是要求保留子宫，可以在腹腔镜手术下切除局部病灶或者用聚焦超声破坏病灶。放置曼月乐，使其在局部释放孕激素，也会对子宫腺肌病造成的痛经有帮助。

子宫腺肌病合并不孕的治疗往往比较困难，需要妇科和生殖科进行综合治疗。

子宫腺肌病

　　子宫腺肌病是一个让很多女性头痛的问题，主要表现就是重度痛经。这种痛经可能没有任何原因地开始，也可能在某次宫腔手术后出现，并逐渐加重到难以忍受的程度——有些甚至需要口服止痛药控制，通常会合并不孕、月经量过多、性交痛和子宫增大等症状。

　　子宫腺肌病的成因不明确，可能和子宫内膜的损伤有关，也可能和遗传相关。从病理上看，在子宫肌层内可以看到子宫内膜的出现，这些子宫内膜腺体在月经期也会出血却排不出去，因此会导致严重疼痛。

　　通过超声检查，往往可以发现子宫腺肌病患者的子宫壁增厚，出现结构紊乱。通过磁共振成像也会发现肌层明显增厚和结构紊乱。

　　通常情况下，CA125 指标会升高。但不必紧张，此时的 CA125 指标升高并不代表一定是癌症。

　　子宫腺肌病导致的痛经和不孕往往难以处理，目前治疗也比较棘手。轻症患者可以口服止痛药控制痛经；有生育需求的患者，可

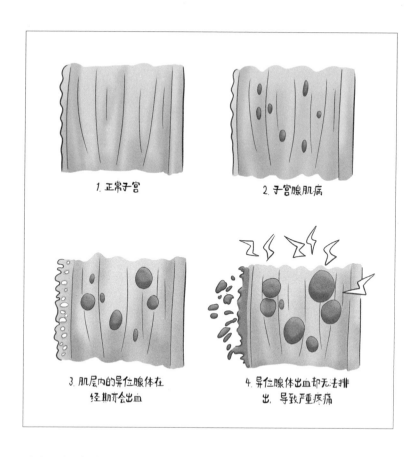

1. 正常子宫

2. 子宫腺肌病

3. 肌层内的异位腺体在
经期才会出血

4. 异位腺体出血却无法排
出，导致严重疼痛

以先积极尝试怀孕。子宫腺肌病若合并严重痛经，往往需要进行
干预。

保守的治疗方案是口服避孕药，短效避孕药可以使部分痛经患
者的症状减轻，不便之处则是需要长期坚持口服。

若患者子宫不大，曼月乐也可以有效控制痛经和月经量过多的症状。有生育需求，或者子宫较大，也不适合放曼月乐，有部分患者放曼月乐以后可能会脱落。放曼月乐以后月经量会大幅度减少，前 6 个月有些患者还容易出现月经紊乱的情况。

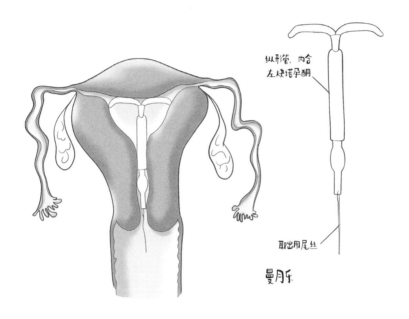

纵形管，内含
左炔诺孕酮

取出用尾丝

曼月乐

　　若是保守性治疗方案效果不佳，则需要考虑手术治疗，目前手术治疗分子宫腺肌病病灶切除和子宫切除。若是有生育需求，一般来说都是进行子宫病灶切除，通常可以通过腹腔镜微创手术完成。若没有生育需求，选择病灶切除虽然也可以，但是子宫腺肌病病灶往往比较弥漫，手术不易切除干净，容易复发，进行子宫切除更好。

　　若痛经仅仅是子宫腺肌病导致的问题，切除子宫后通常可以痊

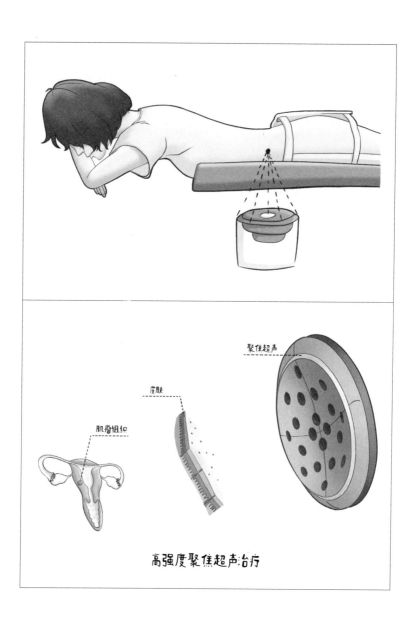

聚焦超声

皮肤

肌瘤组织

高强度聚焦超声治疗

愈，若子宫腺肌病合并子宫内膜异位症，则痛经有可能不完全康复。

高强度聚焦超声（磁波或海扶刀）是近年来出现的一项无创治疗技术，它不是一种开刀的手段，而是通过一个透镜样聚焦超声设备，将超声波介导到子宫上，从而消融病灶。它最大的优点是恢复快，无手术瘢痕和手术粘连的风险。

研究显示，经过高强度聚焦超声治疗 3 个月后，患者的平均痛经程度减轻了 30%，不少患者的痛经症状甚至完全消失。由于没有手术瘢痕，即便再次出现疼痛，也可以进行二次治疗。对于有生育需求的患者，目前研究数据较少，最终妊娠结果如何目前没有结论。

小贴士

子宫内膜厚度：随卵巢的周期性变化而变化，正常子宫内膜厚度为
2 ～ 16 毫米。
增生期，子宫内膜厚度为 5 ～ 10 毫米。
分泌期，子宫内膜厚度为 7 ～ 16 毫米。
月经期，子宫内膜厚度为 2 ～ 4 毫米。

绝经后哪怕出一点血都需要注意

通俗地讲，绝经就是不来月经了。纠缠那么多年的月经，说不来就不来，这是为什么呢？为什么绝经后就不应该再来月经了？

机器工作久了都会磨损，卵巢工作久了，自然也会"疲惫"，雌激素分泌逐渐跟不上，最终月经也就不来了。月经停止 1 年以上，就可判断为绝经。可有的人绝经以后又出血，也不知道怎么回事，难道是又来月经了？

先别忙着高兴，这种伪装成月经的出血现象，可能表明体内有破坏分子。破坏分子都蒙着面，其背后可能是子宫内膜癌、宫颈癌或者老年性阴道炎，要想揭开这些破坏分子的真面目，就要凭借医生的诊断。

以子宫内膜癌为例，因为子宫和阴道是相通的，所以只要有肿瘤作恶，出血就会作为首发症状出现。出血量不会很大，但是千万别忽视，需要及时去医院检查。

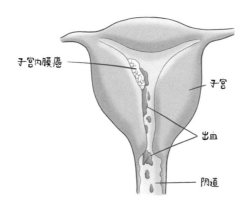

子宫内膜癌

子宫

出血

阴道

　　遇到绝经后出血的情况，首先要做阴道检查，看看出血问题是不是来自宫颈或者阴道本身。如果宫颈和阴道没有发现出血的问题，就需要通过超声检查了解宫腔里面的情况。

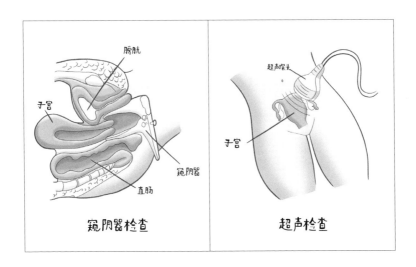

膀胱

子宫

窥阴器

直肠

窥阴器检查

超声探头

子宫

超声检查

绝经以后子宫内膜的厚度不应该超过 5 毫米，若是超声发现宫腔内有异常信号，或者子宫内膜的厚度超标，就表示有情况！

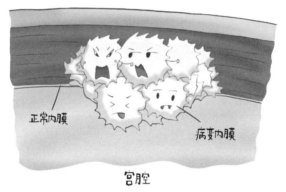

这时可能就要做宫腔镜检查。医生在患者麻醉的情况下把镜子伸到宫腔里面，仔细看看子宫这个"人质"是不是还安全。若是宫腔镜检查发现"人质"已经被"策反"了，通常还需要活检来获得病理。

当然，除了子宫内膜癌，子宫内膜息肉也是绝经以后导致子宫内膜增厚以及出血的常见原因，宫腔镜手术可以在检查的同时把息肉"切了"。

如果确诊子宫内膜癌，也并非束手无策，还有手术这个"终极大杀器"。通常发现这些症状的时候，子宫内膜癌还没形成气候，手

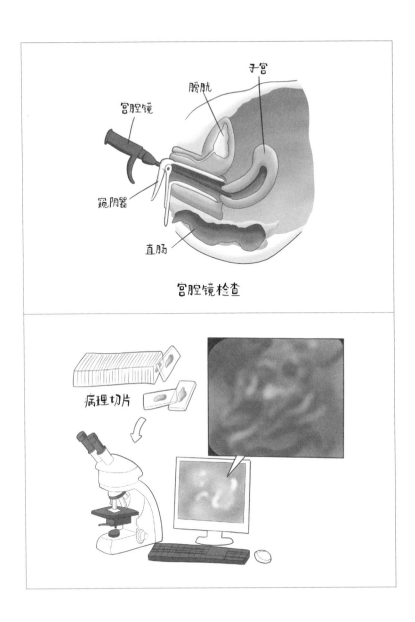

子宫

膀胱

宫腔镜

窥阴器

直肠

宫腔镜检查

病理切片

术是可以掐灭这个"星星之火"的，手术后 5 年以上生存率在 90%
以上。

所以，发生绝经后出血，最重要的是及时就诊。哪怕出一滴血
也不行，万一耽误了病情，肿瘤扩散到子宫之外，治疗就不会有那
么好的效果了。

小贴士

绝经指月经停止 1 年以上，绝经以后雌激素水平下降，若再出血，一定
要警惕，及时去医院检查。

2 怀孕

你所谓的"常识"
可能是错误的

孕前准备，看看你做得正确吗？

现代人对于怀孕的重视到了无以复加的程度。其实，从医学角度来看，怀孕前需要做的准备工作并没有想象的那么多，这里大致罗列如下。

体检

常规体检就可以了，主要是了解身体有无基础疾病，比如高血压、糖尿病、肾脏疾病、子宫肌瘤、宫颈病变等。常规体检会对这些疾病进行初步的排查，如果有异常，一定要到医院就诊。没有针对怀孕前的特殊体检。

疫苗接种

如果过去没有接种风疹疫苗，也没有潜伏性感染（可以通过抽血化验发现有无感染），可以在怀孕前接种风疹疫苗，以减小孕期感染对胎儿的危害。

避免接触有毒环境

这点对于都市青年似乎比较难，但是一些明确有害的环境还是应该远离的，比如男性长期在高温的环境下生活、工作，是不利于精子发育的。女性要避免服用可能致畸的药物，其实大部分药品都比较安全。如果有某些基础疾病，比如甲状腺功能亢进（甲亢），用药的好处大于用药可能带来的风险，具体在怀孕前是否需要停药，请遵医嘱。手机、电脑目前已经被证明不会对胎儿造成潜在危险，是可以用的。至于防辐射服，没有证据证明它可以发挥作用。

补充多种维生素和叶酸

叶酸被证明可以降低无脑儿及神经管畸形的发生率，叶酸缺乏主要发生在蔬菜比较缺乏的地区，如果饮食正常，不补充叶酸也是可以的。另外，若是服用维生素，那么就不需要再额外补充叶酸了，因为它们都含有足量叶酸。

正确认识宠物

"怀孕了就不能养猫、狗"是一个很大的认识误区。过去，人们认为猫、狗有弓形虫，会导致孩子畸形。实际上，狗没有太多的机会传染疾病，猫也并非都是弓形虫宿主，人只有吃了感染弓形虫的猫粪才会感染弓形虫。如果实在担心，可以做优生四项检查，看看自己是否感染弓形虫、风疹病毒、单纯疱疹病毒、巨细胞病毒等。过去，医院还把优生四项检查作为每个备孕女性的筛查指标，后来由于其假阳性率高，筛查的意义不大，因此已经变成自主选择性检查。

小贴士

叶酸：也叫维生素 B_9，是一种水溶性维生素，最初是从菠菜叶中提取的，故名为叶酸，有促进骨髓中幼细胞成熟的作用。人类如果缺乏叶酸，可引起巨幼红细胞贫血以及白细胞减少症，它对孕妇尤其重要。

保持口腔健康

若是可能，就进行口腔检查和洗牙，尽可能在怀孕前治疗牙周炎、龋齿等问题，避免孕期雌激素升高以后口腔问题加重。

孕期体重增加

生一个健康宝宝是所有准父母的愿望。

随着经济水平的提高，大家越来越重视孕期营养，很多人怀孕后会刻意额外补充营养。孕期体重增加和孕期的营养直接相关。孕妇体重增加多少合适呢？

根据体重指数看孕期增加多少体重合适

不同体形的人，需要区别对待。总体而言，瘦人在孕期体重可以增加得多些，而胖人在孕期体重要控制得严格些。胖瘦在医学上是以体重指数（BMI）来区分的，BMI为体重除以身高的平方，其中体重以千克为单位，身高以米为单位，BMI正常值为18.5～23.9千克/平方米。因此，要了解孕期增加多少体重合适，首先要了解孕前BMI。

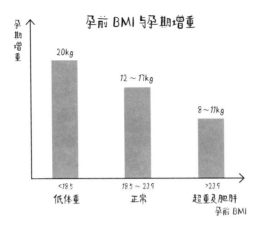

对于低体重者（BMI 小于 18.5 千克 / 平方米），整个孕期体重可增加 20 千克。

对于体重正常者（BMI 在 18.5 ～ 23.9 千克 / 平方米），整个孕期体重可增加 12 ～ 17 千克。

对于超重及肥胖者（BMI 大于 23.9 千克 / 平方米），整个孕期体重可增加 8 ～ 11 千克，可利用体内的一些能量储备。

如果是双胎或多胎妊娠，应咨询医生，因为孕妇体重的增加与胎儿数量有关。

孕妇体重增加有节奏

孕妇体重增加并非匀速，孕早期由于妊娠反应，食欲可能受到影响，体重增加较少。若是妊娠反应较重，影响进食，宜采取少食多餐、吐了再吃的办法，并多吃一些对孩子脑部发育有裨益的食品。蛋白质、无机盐、维生素等均是胎儿大脑发育不可缺少的营养成分，因此孕妇饮食应多样化，不应忌口过多。

不少孕妇过了妊娠反应阶段后，食欲一好转就开始大量进食，以弥补孕早期的营养不足，这也是错误的。胎儿生长发育有自己的规律，过剩的营养只会被母体吸收，造成孕妇肥胖。孕妇的体重最好缓慢地增加。

孕妇体重增加过于缓慢，可能提示胎儿生长落后，导致胎儿患多种疾病。而孕期增重过快，可能提示妊娠糖尿病，也容易出现巨大儿（出生体重大于 4 千克）。巨大儿不容易通过产道，导致孕妇顺产时出现难产、产伤，使剖宫产的概率增大，也容易引发新生儿低血糖。

因此，在孕期并非吃得越多越好，必要的时候可以咨询营养师来调整孕期饮食。

孕早期流产，或许只是自然淘汰

受孕的过程是一个复杂又精细的过程，任何一个环节出了问题，都会导致怀孕过程的异常，轻者可能出现胎儿发育畸形，重者可能出现胎儿死亡。

孕早期（末次月经后 3 个月）出现胚胎停育或者流产的情况还是不少的，很多朋友因此非常担心。

我先来解释下早期流产发生的原因。大部分早期流产都是由于胎儿存在遗传问题，也就是说胎儿的基因有问题，这可能导致体内某种酶缺失，或者重要脏器出现问题。这样的胎儿发育到一定程度后，在母体内无法继续发育，最终死亡，母体就表现为阴道出血，进而排出组织物。

这样的早期流产是优胜劣汰的结果，被淘汰的胎儿是发育不好的胎儿，因此也就没有必要觉得特别惋惜。至于是什么原因导致胚胎出了问题，就不太好通过检查确认了，因此在通常情况下，没有必要也没有可能对流产的原因进行详细排查。

出现三次以上早期流产，则称为习惯性流产，需要到医院查明原因，医生会从染色体、内分泌、免疫功能、生殖器官的形态等多方面进行排查，但是也未必能找到原因。

一个普遍存在的误区就是，不管孕期是否出现流产，都检查黄体功能。现在有些医院给没有任何异常的孕妇进行不必要的孕酮水平检查，孕酮一查肯定低，一低就开始使用孕激素，这属于典型的过度诊断和治疗。孕激素仅仅对于黄体功能低下的情况有效，如前所述，大部分孕早期流产都是由于基因本身有问题，孕酮低下是其结果，用了孕激素也避免不了流产的发生。

小贴士

孕酮：又名黄体酮，是由卵巢黄体分泌的一种天然孕激素，在体内对雌激素激发过的子宫内膜有显著的形态学影响，为维持妊娠所必需。孕酮临床用于先兆流产、习惯性流产等闭经或闭经原因的反应性诊断。

70% 以上早期胚胎停育，
是因为胚胎本身不好

在正常情况下，怀孕以后不会发生阴道出血的情况，孕期阴道出血就是异常的情况。造成孕早期阴道出血的原因有很多，除了流产，还有宫外孕、葡萄胎、宫颈息肉等情况，少见的情况也有宫颈癌。因此，发生孕早期阴道出血，应该到医院去寻求医生的帮助，明确出血的病因。

早期流产时若是组织物从宫腔内排出，就会出现一阵阵下腹痛的情况，组织物排干净以后通常就不疼痛了。

先兆流产是一个在临床上经常被提到的词，指出血合并腹痛的情况。

若是医生通过阴道检查发现了宫颈扩张，那么就说明流产是不可避免的，医学上称之为"难免流产"。

不全流产是有少量组织物排出，但是仍然有部分组织物残留在宫腔内。

空卵指超声检查发现妊娠囊，但是没有胎心和胎芽存在，这是

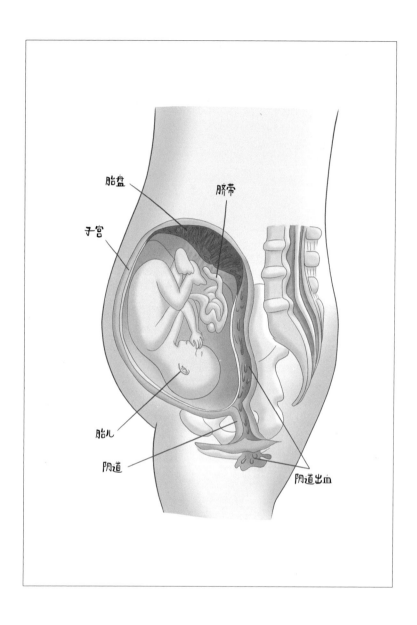

胎盘

脐带

子宫

胎儿

阴道

阴道出血

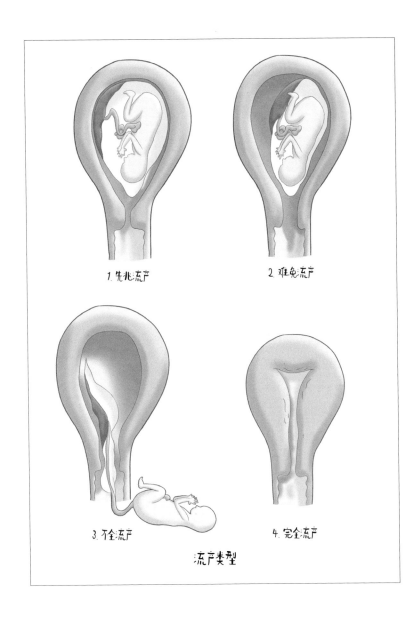

1. 先兆流产

2. 难免流产

3. 不全流产

4. 完全流产

流产类型

胚胎停育的一种表现。

有时候，还没有明显的组织物排出时就出现了流产，这就和来月经一样，只是化验结果表明人绒毛膜促性腺激素升高，也称之为"生化妊娠"。

复发性流产（过去称之为"习惯性流产"）是连续遭受两次以上的流产。

绝大多数情况下，流产是一种优胜劣汰的结果，70% 以上是因为胚胎本身不好，发育到一定程度以后，无法再发育下去，那么就会死亡并排出。有的时候，通过胚胎的染色体检查可以发现一些染色体上的异常，但是基因层面的缺陷通过染色体检查是无法查出的。

导致早期流产的其他原因还包括子宫畸形、感染、有毒有害物质暴露、放射线暴露、高龄、黄体功能不全等。事实上，绝大多数的早期流产是找不到原因的。

胚胎死亡以后出现妊娠组织物排出，是一个常见的临床现象。早期可以通过人绒毛膜促性腺激素、孕酮以及超声检查来协助诊断胚胎停育。

对于初次先兆流产患者，我建议"顺其自然"，因为我们并不能够改善妊娠结局，胚胎停育是一个自然淘汰的结果。

以前胚胎停育了，大多数情况下需要采用手术清宫来完成治疗，手术存在着风险，对患者也会造成心理上的恐慌。

医学是发展的，近年来，已经有很多研究在改变着这一传统临床实践。研究发现，只是单纯的等待就可以使91%不全流产、28%胚胎停育变成完全流产。发表在《新英格兰医学》杂志上的研究表明，一些药物如米索前列醇可以协助84%胚胎排出，使得大部分早期妊娠失败的病例可以不通过手术来获得治疗，这对患者来说无疑是减少创伤的一种方法。当然，非手术方案并非适用于每一个患者，出血多、有感染风险、诊断不明确的患者都不适合非手术方案。

一般而言，没有必要做什么特殊检查，避孕3个月以后可以尝试再次妊娠，大部分妊娠都是正常的。连续两次发生流产的情况当然也会存在，概率为1%～3%。复发性流产患者有必要寻求医生的帮助。

如前所述，人绒毛膜促性腺激素、孕酮和超声检查有助于判断本次妊娠的结局，对宫外孕的诊断也是有帮助的，但是通常不能改变妊娠结局。

小贴士

关于早期流产的一些数据：
· 27%左右女性在妊娠早期发生过阴道出血。
· 妊娠早期阴道出血患者发生流产的概率为50%。
· 15%～20%妊娠是以流产终结。
· 绒毛膜下出血的时候，10%会发生流产。
· 对于超声检查有胎心搏动的孕妇，如果出现阴道出血，其发生流产的可能性为2.1%（35岁以下）和16.1%（35岁以上）。

医生必须重视这个对女性来说很悲伤的意外事件。发生流产以后，患者和家人都会经历一段悲伤的时间，有些女性甚至在流产发生 1 年之后会再度悲伤。

医生拯救流产的能力接近 0，更多的是安慰患者，给予必要的解释（这次流产的发生和自身的行为无关，只是胚胎本身被淘汰），树立未来的希望（下次怀孕大概率是正常的）。正如特鲁多医生所言，"有时去治愈，常常去帮助，总是去安慰"，这就是医生的人文关怀之所在。

孕酮低？孕激素并非保胎良药

孕早期进行人绒毛膜促性腺激素、孕酮检查是没有必要的。国内不知道是从什么时候开始把这些检查作为普遍开展的项目，它们有助于诊断孕早期不规则阴道出血和妊娠预后，但是所有孕妇都进行检测，就有过度之嫌。

现在普遍开展筛查以后，还发现了不少"问题"，很多孕妇被诊断为"孕酮偏低"，继而使用孕激素，这样的医疗措施听起来似乎合乎道理。孕酮低了，容易发生流产，孕妇认为宝贝要紧，那就吃药打针吧。

事实上，目前并没有医学证据支持这样的保胎治疗，这是全球大样本研究的结果，也是世界卫生组织的建议。孕早期流产，大多和胚胎的遗传学因素有关。大多数流产的发生是因为胚胎无法继续生长下去，被淘汰了，在这种情况下孕酮低是一种结果而不是导致流产的原因，补充孕激素保胎是无益的。目前的研究结果只是支持对有三次以上流产病史的孕妇进行孕激素补充治疗。

孕早期若是发生阴道出血，进行人绒毛膜促性腺激素、孕酮检测有助于诊断。正常情况下，停经以后 4～8 周，间隔 2～3 天检查一次人绒毛膜促性腺激素，数据会倍增；若是数据不倍增或者呈现下降趋势，那么提示预后不佳，有可能是流产或者宫外孕的情况。孕酮的单次检测结果就可以协助判断预后，通常情况下，孕酮在 80 纳摩尔每升以上就是宫内孕，孕酮在 16 纳摩尔每升以下则提示着妊娠结局不良，孕酮为 16～80 纳摩尔每升意味着结局不明，需要进一步观察。

总之，我强调一下：一是不需要对每个孕妇进行孕酮检测；二是即便检测出孕酮低，也不需要补充孕激素。

小贴士

孕早期：怀孕第 1 周到第 12 周。有的孕妇开始出现妊娠反应，如乏力、胃食管反流、食欲减退、恶心、呕吐等。

妊娠期亚临床甲减，不用担心

　　甲亢或者甲减是内分泌科需要治疗的疾病。这两种病通常情况下是有症状的，甲亢患者会有心跳加快、颤抖、出汗过多、不耐热、失眠、体重下降、便溏等临床表现，并且双手平举、闭眼睛的时候，手指会颤抖。甲亢患者在孕期发生高血压、心力衰竭的概率都比正

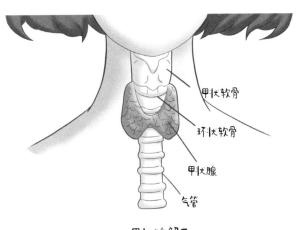

甲状腺解剖

常人群高。甲减患者主要表现为乏力、便秘、怕冷、肌肉痉挛、水肿、皮肤干燥、脱发。甲减患者若是不系统治疗就直接怀孕，发生流产、胎儿神经发育异常的概率也会增加。

无论是甲亢还是甲减，都需要去内分泌科进行系统的检查和治疗，尽可能把甲状腺激素控制在正常水平以后再怀孕。必要时孕期也可以考虑用药物来控制病情，从而安稳度过妊娠期。

诊断甲状腺功能异常最为常见的方法是抽血化验，检查促甲状腺激素和甲状腺素。甲亢表现为促甲状腺激素降低而甲状腺素增高；甲减则相反，表现为促甲状腺激素升高而甲状腺素下降。

有一种情况被称为亚临床甲减，即促甲状腺激素升高而甲状腺素在正常范围内。这样的情况在人群中应该有 5% 左右。1999 年，有两个针对亚临床甲减的观察性研究发现，亚临床甲减患者分娩的新生儿智力水平较甲状腺功能正常者低，但这是一个观察性研究的结论，结论相对不那么可靠。2012 年一个随机对照研究发现，亚临床甲减孕妇是否补充甲状腺激素，对于孩子在 3 岁时的认知功能并无影响。因此，目前美国妇产科学院、美国临床内分泌医师协会均不推荐在全妊娠人群中进行甲状腺功能的筛查和治疗，这是截至目前最为可靠的结论。

前些年，国内不少医院广泛开展甲状腺功能筛查，并设定全国各地人群甲状腺功能的正常范围，同时根据"促甲状腺激素升高、甲状腺素正常"对孕妇做出亚临床甲减的诊断，并使用左甲状腺素钠片进行治疗。当时美国妇产科学院的意见仍然是各个研究结论不一致，不能下定论。但是现在有了Ⅰ级随机对照研究的结果，大概就可以对这样的全人群筛查和亚临床甲减的诊断说"不"了。

小贴士

甲状腺：人体内分泌系统中最大的内分泌腺，和神经系统相互作用，二者被称为两大生物信息系统，没有它们的密切配合，机体的内环境就不能维持稳定。

子宫畸形的三种情况：
纵隔子宫、双角子宫和双子宫

正常的子宫是梨形，有些像电灯泡。

纵隔子宫、双角子宫和双子宫是子宫畸形中最为常见的三种类型。

米勒管组织在中间融合形成子宫，向下延长形成阴道。一旦两侧融合的过程受到影响，就会导致子宫腔中间出现一个纵隔。它从

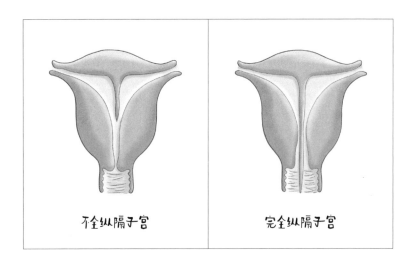

不全纵隔子宫　　　　　完全纵隔子宫

子宫底部一直延伸到宫颈，就是不全纵隔子宫；它从子宫底延伸到阴道，就是完全纵隔子宫。

纵隔子宫和双角子宫有区别，双角子宫往往是子宫底部有凹陷存在（凹陷大于 1 厘米），用三维超声或者磁共振成像有助于区分二者。

双子宫属生殖道畸形，其发生是由于胚胎发育期两侧米勒管正常但未完全融合，各自发育形成双子宫，附有各自的输卵管，各具功能，形成双子宫、双宫颈，也常伴有双阴道。

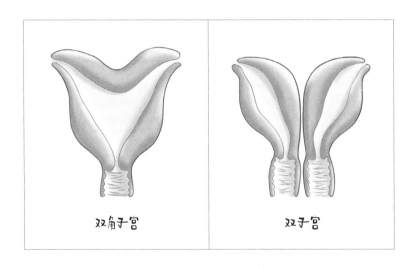

还需要区分纵隔子宫和弓形子宫，后者往往指子宫底部凸向宫腔的凹陷部分不到 1 厘米，凹陷角度大于 90 度，属于正常子宫的

变异。

这几种子宫畸形，通常不会引起不适，但是会对生育造成不利的影响。

打一个比喻，本来怀孕的时候应给胎儿住两居室，现在只有一居室可以住，出问题的机会就会增加。

根据研究的结果，不全纵隔子宫、双角子宫和双子宫可能会出现以下高风险。

1. 早期流产（怀孕 3 个月以内流产）：纵隔子宫是正常子宫的 2.65 倍，双角子宫是正常子宫的 2.32 倍。

2. 中期流产（怀孕 4 ～ 6 个月）：纵隔子宫是正常子宫的 2.95 倍，双角子宫是正常子宫的 2.9 倍。

3. 早产：纵隔子宫是正常子宫的 2.11 倍，双角子宫是正常子宫的 2.16 倍，双子宫是正常子宫的 3.39 倍。

4. 胎儿宫内生长发育迟缓：纵隔子宫是正常子宫的 2.54 倍，双角子宫是正常子宫的 2.8 倍，双子宫是正常子宫的 4.94 倍。

5. 自然妊娠率降低：纵隔子宫是正常子宫的 0.86 倍。

子宫畸形通过超声可以做出诊断，注水超声、三维超声相对准确一些，若是遇到诊断困难的情况，磁共振成像是诊断子宫畸形的金标准。

子宫未融合或者宫颈出现梗阻的情况，导致经血流出不通畅，会引起痛经的表现，这是残角子宫或者阴道斜隔综合征的症状，往往需要手术切除子宫或者去除流出阴道的梗阻。单侧梗阻往往会合并一侧肾脏缺如或者畸形。

若是无生育需求，纵隔子宫一般无须手术处理；但若是在生育之前超声诊断为纵隔子宫，就要行宫腔镜手术降低生育风险。

区别纵隔子宫（不全和完全）和双角子宫、双子宫的一个目的是了解基本情况，以便采取适当的处理方案。

对于纵隔子宫现在往往是采用宫腔镜手术切除纵隔，这已经是一个比较成熟的微创解决方案。只要医院有宫腔镜电切设备，医生具备一定的技术（当然这在宫腔镜手术中难度系数相对较高），就可以做宫腔镜微创手术，一般术后疼痛也不太严重。

一般情况下对于双角子宫或双子宫，建议先尝试怀孕，若是有不良妊娠结局（尤其是中期流产），可以考虑进行双角子宫或者双子宫融合手术，这和宫腔镜下切除纵隔相比，痛苦的程度就要大得多。

异位妊娠：
输卵管炎是最常见的祸首

异位妊娠近年来曝光比较多，临床上出现的概率也比较高，但很多人还是不太了解，这里详细讲解下。

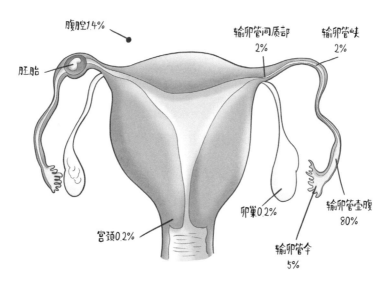

异位妊娠常见部位

正常情况下，卵子在母体的输卵管内完成受精过程，然后受精卵随着输卵管内纤毛的摆动移动到子宫腔内，在子宫内种植下来，才会继续发育下去。如果受精卵无法移到子宫内，或者在输卵管以外的地方受精，那么就有可能出现异位妊娠，俗称宫外孕。

最为常见的异位妊娠部位是输卵管，占 90% 以上，其他比较少见的部位还有腹腔、卵巢、宫颈、宫角等。

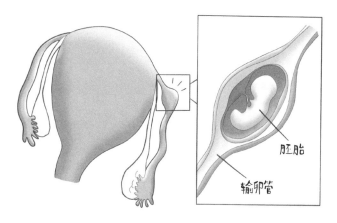

异位妊娠

异位妊娠的发生是因为受精卵从输卵管向子宫移动的过程受到了外界的干扰，那么问题来了，干扰的原因有哪些呢？最为常见的是输卵管炎，由于纤毛功能受到了破坏，受精卵就无法移动到子宫内，而在输卵管内种植下来，导致异位妊娠。相对而言，得过盆腔炎的人，容易发生异位妊娠的情况。

但是，很多患者出现异位妊娠之前没有任何疾病。也就是说，任何一个孕妇都可能成为异位妊娠患者。

通常情况下，输卵管无法承受日渐长大的胚胎，到了一定的时候，就可能会增粗。胚胎继续生长，可能会发生流产，甚至会导致输卵管破裂、出血。

临床上通常用"停经、腹痛、阴道出血"来描述异位妊娠的典型表现，但实际上，异位妊娠的临床表现千变万化。很多患者误将异常的阴道出血当作月经，有些人对疼痛不敏感，感觉不到明显的腹痛，但也有人痛到休克。

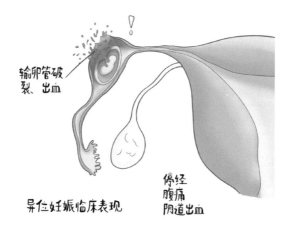

异位妊娠临床表现

此外，患者就医的时候一定不能向医生隐瞒病史和性生活情况。有些患者坚决否认性生活史，却被确诊为异位妊娠，隐瞒不利于医生快速诊断。

医生通常需要根据妇科检查、人绒毛膜促性腺激素、超声、穿刺等方面来进行综合诊断。

一般情况下，异位妊娠没有生命危险，但是有个别情况非常危险，主要原因是不断膨胀的胚胎导致输卵管或者妊娠部位大出血。

我在行医过程中，见过两例特别危险的异位妊娠。一次是患者被送到急诊室的时候几乎测不到血压了，于是快速接受手术，腹腔内有超过3升积血，输卵管局部在汹涌出血，快速止血以后，挽救了一条生命。另外一次是宫角妊娠，患者在外院接受手术时出血太多，被送到北京协和医院的时候已经瞳孔扩大，无法挽救了。

异位妊娠类似不定时炸弹，大部分没爆炸，有的小爆一下，有的却会要人命。在妇科急症中，异位妊娠是可能有生命危险的一种疾病。

说了这么多，那么异位妊娠怎么治疗呢？治疗方案因人而异，大体上可以分为保守治疗、药物治疗和手术治疗几种。

保守治疗就是观察，在生命体征平稳、包块不太大且人绒毛膜促性腺激素持续下降的情况下，是可以选择保守治疗的。如果随诊不方便，保守治疗就不合适。

药物治疗目前主要是用化疗药物氨甲蝶呤杀死胚胎和绒毛。选择药物治疗需要达到一定的标准，必须包块不太大，人绒毛膜促性腺激素不太高，生命体征平稳，对药物也没有过敏反应。相对于手术治疗而言，药物治疗不仅费用低，而且有更好的预后。

不适合保守治疗和药物治疗的，就要选择手术治疗。目前一般是进行腹腔镜微创手术，腹腔镜不仅有诊断的作用，而且可以治疗。手术中可以根据生育情况选择输卵管开窗、妊娠病灶清除或者输卵管切除。输卵管分布在两侧，即使切除了一侧输卵管，以后也是有可能怀孕的。

无论是采用哪种治疗方法，都要随诊，药物治疗或者手术治疗以后，需要每周进行人绒毛膜促性腺激素监测。有的时候，即便是进行了手术，有些遗留的绒毛在身体里面再植，也会造成手术以后再次出血，因此人绒毛膜促性腺激素必须降到一定范围内才安全。

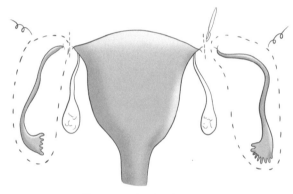

单（双）侧输卵管切除术

可能很多人会觉得异位妊娠手术以后再次怀孕有危险，不敢尝试。根据以往的病例统计资料，一次异位妊娠以后，再次发生异位妊娠的机会较正常人要高，但是正常宫内孕的概率仍然很大。

如果有多次异位妊娠的情况，一个选择就是切除双侧输卵管，之后再考虑试管婴儿的方法。

如果异位妊娠和盆腔炎有关，那么发生不育的概率相对来说就比较高。所以，女性要注意性生活的健康，减少外来感染及盆腔炎风险，这样发生异位妊娠的可能性相对来说也会小些。

对于发生过异位妊娠的人群，目前没有预防再次发生异位妊娠的方法，除非切除双侧输卵管，采用试管婴儿。但是对于单次异位妊娠，没必要采用这样激进的治疗方式。

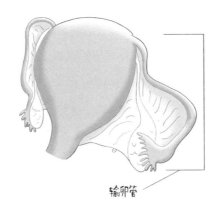

输卵管

唐氏筛查：
你需要了解的知识（上）

　　唐氏综合征筛查（简称唐氏筛查）是每个孕妇都要面对的检查，由于科学发展还不完善，这些不能给出确定结论的"筛查"方法，反而会让很多孕妇心情焦虑，难以抉择。我想对孕妇说，"怀孕其实是大自然的试错过程，总有结果不太好的概率，为了防止这些小概率事件在一个家庭里变成 100% 的痛苦，所有孕妇都要进行排查，希望你能按时产检，也请相信小宝宝的能量"。

高危因素

- 大于 35 岁孕妇的单胎妊娠
- 大于 31 岁孕妇的双卵双胎妊娠
- 夫妇中一方染色体易位
- 夫妇中一方染色体倒位
- 夫妇非整倍体异常
- 前胎常染色体三体
- 前胎 X 染色体三体

- 前胎染色体三倍体
- 妊娠早期反复流产
- 产前超声检查发现胎儿存在严重的结构畸形

风险

- 唐氏综合征发病率为 1/800 ～ 1/60

局限性

- 医学具有局限性，唐氏筛查和无创产前筛查不是诊断，而是风险评估，最终确诊仍要靠产前诊断（如羊膜穿刺术）

检出率

- 孕早期唐氏筛查 *vs.* 孕中期唐氏筛查→孕早期唐氏筛查检出率更高
- 无创产前筛查 *vs.* 传统唐氏筛查→无创产前筛查检出率更高
- 羊膜穿刺术 *vs.* 其他方式→羊膜穿刺术检出率最高

评估

- 检出"高风险"，不一定表示唐氏综合征
- 检出"低风险"，不一定表示没有唐氏综合征

筛查方法

- 传统唐氏筛查（血清学检查、超声检查）除了能筛查 21 号、18 号、13 号染色体三体异常，还能筛查其他染色体结构异常、多种结构畸形和遗传病风险
- 无创产前筛查目前仅适用于筛查 21 号、18 号、13 号染色体三体异常，并且结果呈阳性后仍需行羊膜穿刺术确诊

建议

- 进行孕早期联合筛查。正常情况下，做了孕早期唐氏筛查之后，就无须进行孕中期唐氏筛查。由于孕早期唐氏筛查的血清学指标不包括甲胎蛋白，因此可以在孕中期抽血化验甲胎蛋白，或者做超声大畸形筛查时，仔细排除神经管缺陷的可能性
- 如果错过了孕早期联合筛查，孕中期唐氏筛查可以作为补救措施
- 传统唐氏筛查结果是高风险，就不需要重复筛查（除非出现孕周错误），

可根据情况选择无创产前筛查或者羊膜穿刺术。若无创产前筛查的结果呈阳性，仍需行羊膜穿刺术

- 无创产前筛查费用高、筛选范围窄，目前还没有全面推广，只能作为"高级筛查"。随着技术的进步，其费用降低到一个平衡点的时候，可能会代替血清学唐氏筛查。经济条件允许的话，可以直接选择无创产前筛查方案，但之后仍需要配合超声等产检，监测胎儿其他畸形问题

- 孕早期联合筛查是多胎妊娠产前染色体异常甚至结构异常最适用的检查方法

小贴士

唐氏综合征：正常人有 23 对染色体，共 46 条。唐氏综合征，属于非整倍体染色体异常，大多并非家族遗传。由于胎儿的 21 号染色体多了一条，故又称 21 三体综合征。

唐氏筛查:
你需要了解的知识（下）

　　让每个孕妇都去做有创性产前诊断也是不合适的，因此需要对所有孕妇尽可能提供准确方便的产前唐氏筛查，具有明确产前诊断指征的孕妇再去进行穿刺，这样既可避免浪费大量人力、物力，也可减少孕妇的焦虑情绪并降低妊娠失败的风险。

孕早期唐氏筛查		母体血清学检查或（及）胎儿颈后透明层厚度检查
	时　间	妊娠 11 ～ 14 周
	优　点	1. 无创性检查，仅需抽取孕妇外周血
		2. 价格低廉
		3. 除了可以评估唐氏综合征风险，还可用于预测其他染色体异常、多种结构畸形和遗传病风险
	局　限	1. 对孕周要求严格
		2. 技术要求高，有些医院无法实施，另外对胎儿的姿态有要求

3. 仅计算唐氏综合征、18 三体综合征、13 三体综合征及神经管缺陷风险，对于其他的染色体数目和结构异常无法给出具体的风险值

4. 预期的染色体异常检出率为 60% ～ 90%，假阳性率为 3.5% ～ 8%（因筛查策略不同而有所不同，联合筛查检出率较高）

适用人群	所有单胎、双胎孕妇。三胎以上、一胎宫内死亡的孕妇可进行检查，但不进行血清学检查
筛查项目	血清学筛查唐氏综合征方案：母体血清学检查 孕早期联合筛查：胎儿颈后透明层厚度检查 + 母体血清学检查
注意事项	血清学检查需空腹，抽取外周血，超声确定孕周，确定抽血当天的体重
筛查结果	1. 高风险孕妇（风险率 ≥ 1/270） 2. 预产期年龄 ≥ 35 岁，医生一般会建议直接进行羊膜穿刺术 3. 临界风险孕妇（风险率为 1/1000 ～ 1/270） 4. 有条件的话，可以考虑无创产前筛查 5. 低风险孕妇（风险率 <1/1000） 6. 一般不需要进行羊膜穿刺术及其他唐氏筛查，大部分孕妇属于这一类，但是如果心情忐忑、焦虑，有条件者也可以考虑进行无创产前筛查

孕中期唐氏筛查	母体血清学检查	
	时　间	在妊娠 15 ~ 20 周进行，最佳检测孕周为 16 ~ 18 周
	优　点	1. 无创性检查，仅需抽取孕妇外周血
		2. 价格低廉
		3. 除了可以评估唐氏综合征风险，还可用于预测其他染色体异常、多种结构畸形和遗传病风险
	局　限	1. 对孕周要求严格
		2. 它是目前国内多数医院筛查唐氏综合征的主要方法，但血清受多种因素影响，致使此唐氏筛查的假阳性率较高、准确率较低
	适用人群	预产期年龄小于 35 岁、错过孕早期联合筛查的单胎孕妇
	筛查项目	血清学唐氏筛查方案：孕中期母体血清学筛查
	注意事项	需空腹，抽取外周血，超声确定孕周，确定抽血当天的体重
	筛查结果	1. 高风险孕妇 (风险率 ≥ 1/270)
		2. 预产期年龄 ≥ 35 岁，医生一般会建议直接行羊膜穿刺术
		3. 临界风险孕妇 (风险率 1/1000 ~ 1/270)
		4. 有条件的话，可以考虑无创产前筛查
		5. 低风险孕妇 (风险率 <1/1000)
		6. 一般不需要进行羊膜穿刺术及其他唐氏筛查，大部分孕妇属于这一类，但是如果心情忐忑、焦虑，有条件者也可以考虑无创产前筛查

无创产前筛查：新晋唐氏筛查技术	时　间	在妊娠 12 ～ 23 周进行为宜
	优　点	1. 无创，仅需抽取孕妇外周血
		2. 筛查唐氏综合征准确率达 99% 以上，假阳性率为 0.05% 左右
	局　限	1. 目前价格偏贵，在 3000 元左右
		2. 只是产前筛查手段，并不能代替最终介入性产前诊断及染色体核型分析
		3. 目前只能对唐氏综合征、18 三体综合征和 13 三体综合征进行分析，其他染色体异常尚无法筛查
	适用人群	1. 血清学筛查、影像学检查显示常见染色体非整倍体临界风险（即 1/1000 ≤ 唐氏综合征风险值 ≤ 1/270，1/1000 ≤ 18 三体综合征风险值 ≤ 1/350）孕妇
		2. 有介入性产前诊断禁忌证的孕妇（先兆流产、发热、有出血倾向、感染未愈等）
		3. 孕 21 周以上，错过血清学筛查最佳时间或常规产前诊断时机，但要求降低唐氏综合征、18 三体综合征、13 三体综合征风险的孕妇
		4. 珍贵儿妊娠、对介入性产前诊断极度焦虑和抗拒的孕妇
	慎用人群	1. 孕早中期产前筛查高风险（风险率 >1/50）、预产期年龄 ≥ 35 岁以及有其他直接产前诊断指征（产前超声检测异常，包括颈后透明层厚度大于 3.5 毫米，孕早中期超声发现胎儿结构异常、羊水量异常、胎儿宫内生长严重受限等）的孕妇
		2. 孕周 <12 的孕妇

　　　　　　　　　　　　　　　当妇科医生的 8000 天

	3. 高体重（体重大于 100 千克）孕妇
	4. 采用体外受精 - 胚胎移植方式的孕妇
	5. 双胎及多胎孕妇
	6. 有恶性肿瘤的孕妇
不适用人群	1. 染色体异常胎儿分娩史，夫妇中一方有明确染色体异常
	2. 孕妇 1 年内接受过异体输血、移植手术、细胞治疗或免疫治疗等
	3. 影像学检查怀疑胎儿有染色体微缺失综合征或其他染色体异常
	4. 各种基因病的高风险人群

注	美国妇产科学院与国际产前诊断学会指南（2015）
	美国妇产科学院建议，在正常妊娠时，低风险人群最适合的仍是传统筛查方法。国际产前诊断学会提出三种无创产前筛查应用模式：一是用于所有孕妇；二是其他筛查结果为高危时进一步评价风险；三是其他筛查结果为高危时建议做介入性产前诊断，而临床风险则建议进行无创产前筛查。此外，美国妇产科学院充分肯定双胎妊娠应用无创产前筛查，而不建议三胎或多胎妊娠应用无创产前筛查
筛查原理	采集孕妇外周血中的胎儿游离 DNA 进行检测和分析，以筛查胎儿染色体数目异常，目前发病率较高的唐氏综合征、18 三体综合征和 13 三体综合征都在其检测范围内

注	筛查结果	1. 阳性结果，也可能会出现假阳性，医生一般会建议继续进行羊膜穿刺术
		2. 阴性结果，一般不需要进行羊膜穿刺术，但并不能完全排除胎儿异常的可能，要保证按时产检
		3. 无创产前筛查也存在失败、无结果、结果不确定的可能性，其原因可能与孕妇体重（肥胖）、孕周乃至实验室操作常规有关。但需要强调的是，重复取样后，仍有筛查失败的可能。此外，研究结果提示，筛查失败可能与胎儿部分染色体非整倍体类型、三倍体相关，有必要进一步进行遗传咨询、密切监测超声，综合评判，决定后续检查
	注意事项	1. 无须空腹采血
		2. 胎儿组分需要满足一定的量，但孕周太小（12 周以前）或孕妇肥胖，都会导致胎儿游离 DNA 组分偏低，出现假阴性结果，所以筛查前需超声确定孕周
		3. 无创产前筛查不能替代孕早期超声检查，因为超声可以准确判断孕周、染色体异常风险、胎儿数量、胎盘异常及先天畸形等
		4. 目前，国内有些第三方机构开展了双胎无创产前筛查，但是准确率较单胎有所下降，出现阳性结果也无法判断是哪个胎儿可能存在问题。若双胎中有一胎宫内死亡并未被发现，会导致假阳性结果，需要结合超声及产前诊断再做决策
		5. 无创产前筛查不能评估胎儿神经管缺陷和腹壁缺损风险，未接受孕中期血清学筛查而直接进行无创产前筛查的孕妇，应当在孕 15 ~ 21 周检测甲胎蛋白和进行超声评估
		6. 由于无创产前筛查技术的临床应用还在规范中，尚无完全统一的标准

<table>
<tr><td rowspan="9">有创介入性产前诊断</td><td colspan="2">有创介入性产前诊断手术包括羊膜穿刺术、绒毛膜取材术和经皮脐血管穿刺术，分别在孕 16～21 周、孕 10～12 周以后进行，羊膜穿刺术应用最多</td></tr>
<tr><td>产前诊断金标准</td><td>羊膜穿刺术</td></tr>
<tr><td>时　间</td><td>妊娠 16～21 周</td></tr>
<tr><td>优　点</td><td>能检测所有的染色体数目异常和大片段结构异常，是目前胎儿染色体疾病产前诊断的金标准</td></tr>
<tr><td>局　限</td><td>1. 有创介入性检查
2. 一般情况下是比较安全的，但仍存在穿刺失败、出血、羊水渗漏、感染、流产、损伤胎儿的可能性，羊膜穿刺术的总体胎儿流失率大约为 0.5%
3. 个体差异可能导致细胞培养失败，不能保证 100% 成功，有再次取材的可能
4. 不能诊断染色体微小结构改变、单基因遗传病、多基因遗传病、环境以及药物导致的胎儿宫内发育异常</td></tr>
<tr><td>适用人群</td><td>1. 预产期年龄大于 35 岁的孕妇
2. 唐氏综合征、18 三体综合征等产前筛查为高风险的孕妇
3. 产前超声检查怀疑胎儿有染色体异常的孕妇
4. 前胎出现染色体异常、单基因病或先天性代谢病的孕妇
5. 夫妇中一方为染色体异常
6. 其他需要抽取羊水标本检查的情况</td></tr>
<tr><td>禁忌人群</td><td>1. 孕晚期先兆流产
2. 术前两次测量体温（腋温）高于 37.2 摄氏度
3. 有出血倾向（血小板过低，凝血功能有异常）
4. 有盆腔或宫腔感染征象</td></tr>
</table>

5. 无医疗指征的胎儿性别鉴定

注意事项	1. 可能会造成流产或胎儿损伤，需要仔细参考医生建议，慎重决断
	2. 不需要麻醉，没有想象的那么痛，和打针的疼痛程度差不多

绒毛膜取材术

时　　间	妊娠 10 ～ 12 周
优　　点	诊断胎儿染色体异常
局　　限	1. 有创介入性检查
	2. 一般情况下是比较安全的，但仍存在取材失败、出血、感染、流产、损伤胎儿的可能性，术后 1 周内胎儿流失率小于 1.5%
适用人群	1. 预产期年龄≥ 35 岁的孕妇
	2. 唐氏综合征、18 三体综合征等产前筛查为高风险的孕妇
	3. 前胎出现染色体异常、单基因病或先天性代谢病的孕妇
	4. 夫妇中一方为染色体异常
	5. 其他需要抽取绒毛标本检查的情况
禁忌人群	1. 孕晚期先兆流产
	2. 术前两次测量体温（腋温）高于 37.2 摄氏度
	3. 有出血倾向（血小板过低，凝血功能有异常）
	4. 有盆腔或宫腔感染征象
	5. 无医疗指征的胎儿性别鉴定
注意事项	可能会造成流产或胎儿损伤，需要仔细参考医生建议，慎重决断

经皮脐血管穿刺术

时　间	妊娠 18 周以后
优　点	诊断胎儿染色体异常
局　限	1. 有创介入性检查 2. 一般情况下是比较安全的，但仍存在穿刺失败、出血、感染、流产、损伤胎儿的可能性，术后 1 周内胎儿流失率小于 2%
适用人群	1. 胎儿核型分析 2. 胎儿宫内感染的诊断 3. 胎儿血液系统疾病的产前诊断及风险评估 4. 其他需要抽取脐血标本检查的情况
禁忌人群	1. 孕晚期先兆流产 2. 术前两次测量体温（腋温）高于 37.2 摄氏度 3. 有出血倾向（血小板过低，凝血功能有异常） 4. 有盆腔或宫腔感染征象 5. 无医疗指征的胎儿性别鉴定
注意事项	可能会造成流产或胎儿损伤，需要仔细参考医生建议，慎重决断

小贴士

唐氏综合征患儿表现为身材矮小，智力低下，先天性脏器缺损及严重的并发症，如心脏病、白血病等。

由于此病无法治愈，目前唯一有效减少此种出生缺陷发生的方法就是产前筛查，以预防这种患儿的出生。

孕期如何安全用药？

"医生，我怀孕了，可是之前不知道。怀孕前，我吃了一颗感冒药，这个孩子可以要吗？"

"我得了甲亢，现在怀孕了，是否需要停药？"

这些问题是妇产科医生经常被问到的问题，也是准妈妈关注的问题。怀孕期间到底哪些药物是安全的，哪些是危险的？

先来了解"全或无"效益，它指从受精开始的2周内，药物要么导致流产，要么就是什么影响也没有。所以月经周期以内，在不知道怀孕的情况下服用了药物，也不必太紧张，如果孩子存活下来了，一般就没有什么问题。

那么在孕2周之后，药物对孩子是否有影响呢？我们就需要大概了解一下美国食品药品监督管理局对于药物的妊娠期分类。要说明一种药物对胚胎是否有影响，需要看它在动物实验和人类研究中的结果。美国食品药品监督管理局将所有的药物分为A、B、C、D、X几类。

A 类

对照研究没有发现它对孕早期（在孕中晚期也无风险证据）胎儿有风险，损伤胎儿的可能性看上去很小。

B 类

动物生殖学研究没有发现它对胎儿存在风险，当时无孕妇的对照研究结果；或者动物生殖学研究显示有不良影响（不仅仅是生育能力的下降），但是没有在孕早期的对照研究中得到证实（在孕中晚期也无风险证据）。

C 类

动物研究显示，它对胎儿有不良影响（致畸或致命），但是没有孕妇对照研究的资料，只有当潜在的益处大于潜在的风险时才可以使用该药物。

D 类

有确切的证据显示它对胎儿有风险，但是为了孕妇获益，这些风险是可以接受的。例如，在生命危急、病情严重到无法使用安全的药物或者安全的药物无效果时，使用该药物。

X 类

动物或人类研究显示它对胎儿存在致畸风险，或者人类的经验显示它对胎儿有风险，孕妇使用该药物的风险明显大于任何可能的益处。孕期或者孕前应禁止使用。

几乎任何一种药物都可以被分为以上类型之一，知道其分类以后，有些问题的答案就明确了。

比如一个朋友告诉我，她月经不规律，在停经 40 天的时候发现怀孕了，在停经 35 天左右的时候，服用了呋喃妥因治疗尿路感染，问我是否可以要这个小孩。我告诉她因为她月经不规律，所以可以先用超声确定孕周，如果实际孕周小于 4 周，那就没有问题。如果目前不知道孕周，或者超过了 4 周，那就需要查询呋喃妥因的妊娠期分类。

我查询国内的资料，没有发现呋喃妥因的妊娠期分类，药物说明书上显示"孕妇慎用"。我查国外的资料，发现它是 B 类，那就说明它在整个孕期是安全的。

有些女性妊娠前就有某种疾病，如甲亢，在怀孕的时候是否需要继续用药呢？治疗甲亢的药物丙硫氧嘧啶是 D 类药物，对胎儿有潜在风险。甲亢未控制就怀孕，对母体和胎儿的影响就超过了药物对胎儿的影响，那么在这个时候，需要考虑继续用药来控制甲亢，直到内科医生建议可以不用药观察。当然孕期的情况可能会发生改变，有些患者的病情会加重，有些患者的病情会缓解，有并发症的患者往往需要多学科联合诊断，决定用药方案。该道理同样适用于感冒。

临床试验不涉及中药或者中成药，因此它们对于胚胎的影响无法用美国食品药品监督管理局的分类标准来进行评估。看药物说明书或者咨询中医师，也许会有帮助。

小贴士

妊娠周期：临床将妊娠分为三个周期，妊娠 12 周以内称为早期妊娠，13 ～ 27 周称为中期妊娠，28 周以后称为晚期妊娠。

孕期营养

1 各种营养素的供给应充足。食物中的各种营养素是良好营养的物质基础。如果膳食中营养素的量不够，就不能够提供良好的营养。

2 食物多样化，避免偏食。每一种天然食物都包含特定的营养素，我们每日需要从多种食物中摄取营养素，才能够保证营养全面。偏食很可能会减少某些营养素的摄入。

3 食物以清淡为主，不要摄入过多的糖、盐和油。摄入过多的糖可能会导致体重增长过快，也可能会诱发妊娠糖尿病。摄入过多的盐可能加重妊娠期水肿及妊娠高血压。摄入过多油同样会引起体重增加过多，并可能导致血脂异常。

4 摄入充足的水分。建议孕期最好饮用矿泉水或白开水。也可以喝一些鲜果汁，但应控制量，不要过多。

5 少食多餐。怀孕时比较容易饥饿，所以除三次主餐外，最好应有两三次加餐，可安排在两餐之间和睡前。

6 新鲜的蔬菜、水果为孕妇和胎儿提供维生素、无机盐和微量元素以及膳食纤维，但应注意水果的摄入量不宜过多，正常情况下不要超过 250 克。

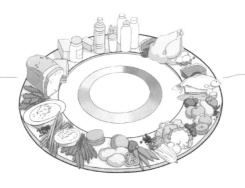

7 少吃快餐及方便食品。这些食品的营养素比较单一，脂肪较多，还含有防腐剂、抗氧化剂等食品添加剂。

8 腌制、腊制、熏制食品和松花蛋等应少吃。这些食物在加工过程中损失了很多营养素，尤其是维生素，还会有一些不利于健康的物质生成。

9 碳酸饮料应少喝。碳酸饮料是一种用化学原料兑成的饮料，不是天然食品。其含有香精、色素及糖精等物质。

10 动物内脏营养丰富，每周吃一两次为宜，但不可食用过多。

11 奶制品含有完全蛋白质及吸收率很高的钙，所以每日应摄入250～500克。

12 怀孕期间不可以减重，不要饮浓茶，可以饮用适量咖啡。

3 分娩

哪种分娩方式适合你

不管医学多发达，生孩子都是件大事

有一次我去一家妇幼保健院做学术讲座，没想到快结束的时候，主任告诉我来了急诊，上午抢救了半天，但最终以孕妇死亡收场。这名年仅29岁的孕妇是一位妊娠高血压患者，来自当地某县，怀孕快足月却没有做过一次产检，来的时候血压就高至170/120毫米汞柱。主任为没有成功抢救一个年轻的生命而潸然泪下。

这是我当医生以来经历的第四次孕妇死亡事件，第一次是妊娠合并心脏病，在手术台上没有抢救过来。另外两次是产后出血和异位妊娠出血，被送到急诊室的时候已经瞳孔散大，医生回天乏术。

怀孕生孩子其实是一件有潜在危险的事情。以前，孕产妇死亡很常见，看看过去的电影就知道，经常有女性因为难产或者产后出血而死亡。现在非洲国家的孕产妇死亡率接近1/50，生孩子无异于过一道鬼门关。

而我们国家孕产妇死亡率是23/100 000，不过地区之间差异明显，发达地区大概是8/100 000，不发达地区更高。很遗憾，医学不是万能的，即便是在发达国家，孕产妇死亡率仍然不是零。

孕产妇死亡和肿瘤患者死亡是不同的概念，这些孕产妇通常比较年轻，多数人没有顽固的并发症。一个孕产妇牵扯的是两个家庭。本来怀孕是一件愉快的事情，一旦变成悲剧，对双方家庭都是巨大的伤害。

很多情况下，孕产妇死亡是可以避免的。因此，无论是世界卫生组织还是我们国家卫生部门，都对孕产妇死亡问题非常重视。

导致孕产妇死亡的原因有很多，常见的问题有产后出血、妊娠高血压、血栓性疾病、异位妊娠、羊水栓塞、产褥感染等。

如何让分娩变得更加安全呢？以下是我给大家的一些建议。

1. 需要重视产前检查！正规的产前检查是一个筛查孕期各种问题的过程。比如妊娠高血压在不少女性中都会发生，通常是在孕晚期出现，血压和尿蛋白检查有助于及时发现和干预妊娠高血压，从而降低妊娠风险。

2. 注意孕期体重管理。在传统观念中，生一个胖婴儿是健康的表现，殊不知孩子的出生体重越大，对孕妇的挑战越大。产道就这么窄，孩子越大，就越不容易生下来，发生难产、产后出血、阴道撕裂、婴儿受损的机会就越大。要想让孩子健康，请先管理好自己的体重。不要被传统观念误导，为了孕期的安全，一定要避免体重增加过多。

如果体重控制有困难，建议找营养科医生进行咨询。胎儿体重若是可以控制在 3 千克以内，分娩会顺利得多。

3. 若是在怀孕前有一些内科并发症，请务必咨询医生，看看自己的身体条件是否允许怀孕。在怀孕的过程中，身体要承担一个增大的子宫、胎盘并为胎儿供血，若是心脏功能有问题，就无法承受妊娠。

小贴士

孕产妇死亡原因：1996 年中国孕产妇的主要死因中，排在前三位的依次为产后出血（47.9%）、妊娠高血压（12.9%）和羊水栓塞（6.8%）；2010 年的顺位是产后出血（27.8%）、妊娠高血压（12.3%）和心脏病（10.9%）。虽然产后出血的比例明显下降，但它仍是造成孕产妇死亡的首要原因。

剖宫产好还是顺产好？

剖宫产是为解决难产问题而出现的一个医疗措施。在剖宫产还没有出现的时候，人类分娩只有顺产这一条路。之后又出现阴道助产，就是采用胎儿吸引器或者产钳辅助分娩，再后来剖宫产出现。过去，因为手术和感染控制技术还不成熟，剖宫产相对来说是一个比较危险的操作。我曾经调查过 60 多年之前的医院数据，剖宫产比例也只有 5%，大概就是一种解决极端困难情况的医疗措施。

现在呢？我国的剖宫产率大概达到了 36.7%（来自 2021 年乔杰院士等人在《柳叶刀》上发表的《柳叶刀中国女性生殖、孕产妇、新生儿、儿童和青少年健康特邀重大报告》）。过高的剖宫产率背后有很多的问题，不是一句话可以说得清楚的，有技术的因素，也有社会的因素。但是无论如何，这都是一个值得重视的问题。

当女性问我剖宫产好还是顺产好的时候，我可以肯定地说，若能够顺产，当然是选择顺产。剖宫产和做一个外科手术是相当的，从短期来看，手术必然会面临着出血、感染、伤口愈合等问题，手

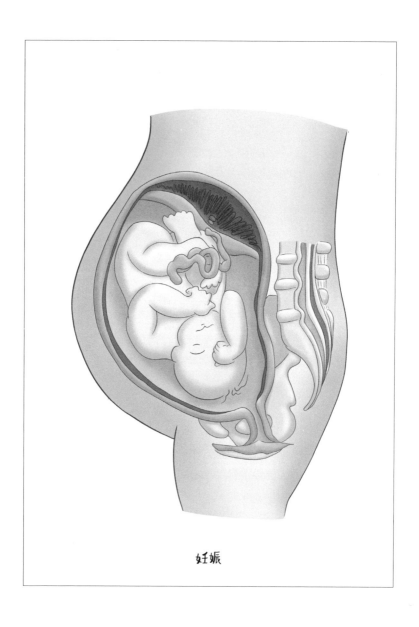

妊娠

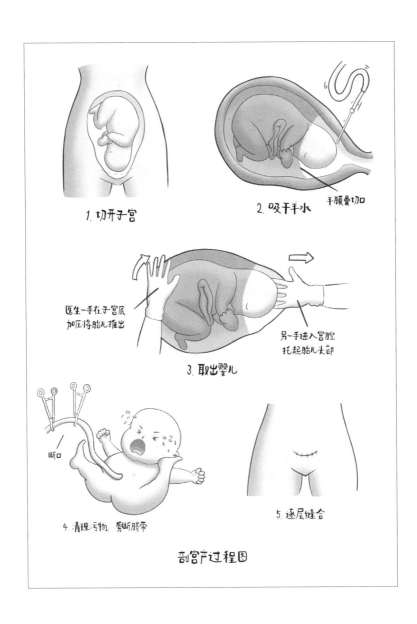

1. 切开子宫

2. 吸干羊水

羊膜囊切口

医生一手在子宫底
加压将胎儿推出

另一手进入宫腔
托起胎儿头部

3. 取出婴儿

断口

4. 清理污物，夹断脐带

5. 逐层缝合

剖宫产过程图

术以后身体恢复相对来说也会慢些；从长期来看，也会有再次妊娠子宫破裂、盆腔粘连、剖宫产瘢痕妊娠、切口子宫内膜异位症、剖宫产术后子宫切口憩室等问题。不要轻易把剖宫产和顺产相提并论。

从医学角度来说，为了解决分娩的困难，减少并发症，以下情况是需要考虑剖宫产的。

难产：通常是产程进展不顺，顺产进行到一半的时候，医生认为不再适合顺产。这种情况还是经常存在的，每个医生都希望你可以顺产，若是半道改分娩方式，也是为了你的情况考虑。我经常听到"早知道要受两茬罪，不如……"的抱怨，请相信医生和你绝对是同一个战壕里的战友，而非加害于你的敌人。医学难以预测。

胎位异常：臀位是一个明确需要剖宫产的情况，有研究证实，臀位分娩时新生儿出现并发症的情况更多。其他异常的胎位如横位是比较罕见的情况。

骨盆异常：这个需要产前进行评估，一些骨盆内聚或者畸形的孕妇，不容易顺产，需要考虑剖宫产。

胎盘异常：前置胎盘容易引起大出血，胎盘早剥容易引发胎儿缺氧、产后出血和羊水栓塞，对于这些情况医生通常会选择剖宫产以降低出血风险。

胎儿异常：如果出现了胎心率的危象，也需要实施紧急剖宫产。

当然，除了上述常见的情况，还有其他需要剖宫产的情况。但是无论如何，医学界还需要继续努力降低剖宫产率。

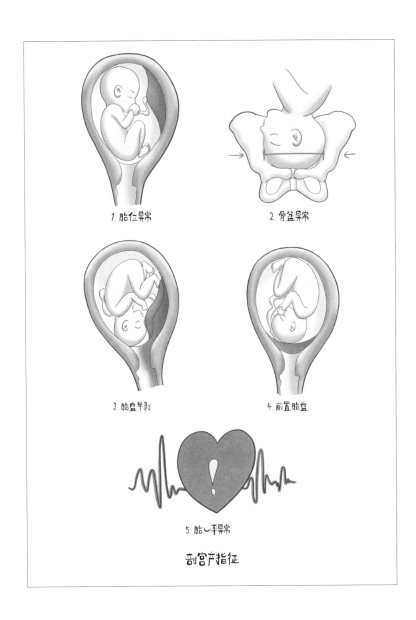

1. 胎位异常

2. 骨盆异常

3. 胎盘早剥

4. 前置胎盘

5. 胎心率异常

剖宫产指征

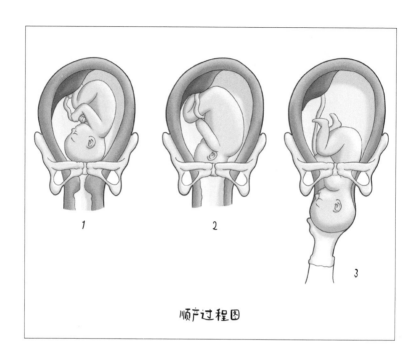

顺产过程图

　　总而言之，剖宫产不是一种正常的分娩途径，不要把剖宫产和顺产当作可以随意选择的选项。是否满足剖宫产的条件由医生来决定，不需要剖宫产的，尽量顺产。

　　顺产有什么问题呢？相对而言，这是一个比较自然的过程，胎儿经过狭窄的产道，面临的风险会大点。有些女性担心顺产造成阴道松弛、产后性生活质量下降，但这相对于剖宫产，仍然是一个比较小的问题。产后阴道松弛可以通过锻炼和其他非手术治疗方式缓解，但是剖宫产造成的创伤会更大。

有什么方法可以促进顺产呢？体重管理！这在过去似乎是医生和孕妇都会忽略的一个问题，体重增加过多，会增加难产、产后出血、剖宫产的机会，总之存在诸多不利因素。当然，如何控制体重，也需要在医生的指导下进行，切不可在胎儿发育迟缓的情况下还控制体重，凡事不可过头，适度为好。

小贴士

剖宫产：产科领域的重要手术，经腹切开子宫取出胎儿。剖宫产只是一种万不得已的分娩替代方式，对母子都有不利影响。

顺产：是自然且符合生理规律的分娩途径，康复迅速，新生儿能更好地适应外界环境。

会阴切开术：
特殊情况才会用

在社交媒体上，被有关会阴切开术的种种言论吓倒的人很多，谣传的人更多。有一条言论是"医生为了多收钱，会给每一个顺产产妇做会阴切开术"，我对此深感震惊。

会阴切开术是什么？为什么要做会阴切开术？现代医学对于会阴切开术的观点是什么？以上问题我将一一解答。

会阴切开术指在分娩的时候剪开会阴部位的皮肤，从而扩大阴道口的宽度，让孩子可以更快地娩出。

会阴切开术在全球各个国家的实施方式有些不同，在美国采用会阴正中切（也就是从正中的部位向直肠的方向切开）相对比较多，但是在欧洲和我们国家采用侧切（斜切）比较多。

过去，我们国家进行产科质量管理的时候，对医院有一个要求，即不能出现三度以上会阴裂伤的情况，因此医院主要是从"保护会阴"的角度来做会阴切开术。孕妇适当地控制体重仍然是减小会阴切开风险的一个重要措施，分娩体重偏小的胎儿会顺利得多，难产

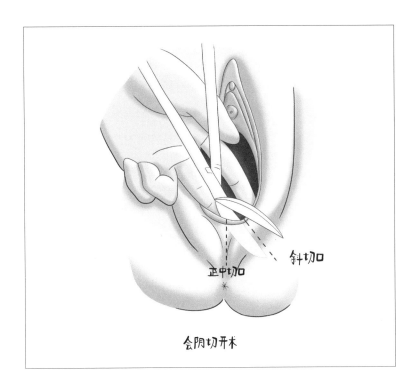

斜切口

正中切口

会阴切开术

的机会小，剖宫产的机会也小。

那些说医生为了多收钱就采用会阴切开术的人，大可以来了解一下会阴切开术的收费。这项手术的费用才几十元，医生做这项手术是为了挣钱，你觉得这样的逻辑合理吗？我就不再做过多的解释了。

近年来，对于会阴切开术的研究越来越多，已经有很多 A 类建议（即非常可靠的研究支持的结论）提示顺产时进行会阴切开术有

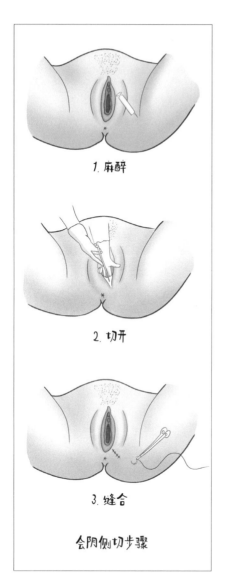

1. 麻醉

2. 切开

3. 缝合

会阴侧切步骤

诸多不利影响，例如增加会阴裂伤的概率，增加出血的风险，增加产后疼痛。基于这些研究结果，现在已经不再推荐对产妇进行会阴切开术，除非胎心率出现异常或者其他一些紧急情况需要尽快结束分娩的时候。

国内产科临床实践的改进需要一个漫长的过程，我相信随着这些先进理念的普及，采用会阴切开术的比例会越来越小。这里也需要纠正一个观念，不是发生了三度以上会阴裂伤就是"医疗事故"。发生会阴裂伤不可怕，关键是要学会修补它。根据统计，上海市第一妇婴保健院 2015 年 1 月份的会阴切开率已经下降到 16.72%，这是一个不错的

当妇科医生的 8000 天

数据。当然我不是希望数据为 0，毕竟临床上还是有些情况需要进行会阴切开术。

希望通过本书，纠正一些不正确的认识，也希望越来越多的妇产科医生建立基于循证医学的临床实践理念，减小临床上实施会阴切开术的比例。

小贴士

会阴切开术：指在会阴部做一个切口，使产道口变宽，以便胎儿产出。会阴切开术不仅包括侧切，还可以中切。

羊水栓塞：
极度危险的产科并发症

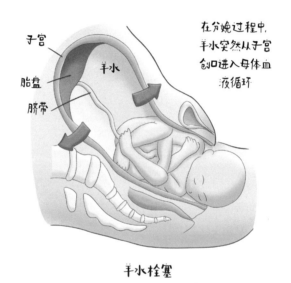

羊水栓塞

2014 年湘潭医院产妇死亡事件，让大家记住了一个病：羊水栓塞。羊水栓塞很罕见，但是死亡率又高达 85%，一半以上患者是在出现症状后半小时之内死亡。国外报道的发病率，有 1/100 000

的，也有 1/20 000 的。根据 1995 年全国孕产妇死亡率监测的结果，羊水栓塞的死亡率为 4.8/100 000，位居第三，排在产后出血和妊娠高血压之后，占孕产妇总死亡率的 7.8%。

在国内的文献报道中，国内羊水栓塞的死亡率一般比国外低，为 50% ～ 70%。1960—1983 年北京市 15 所医院羊水栓塞患者共 76 例，死亡 44 例，死亡率为 58%。总之，这种病发生迅速、凶险，生理机制复杂。发病真的是一个概率问题，也是一个家庭遭遇的不幸。

抢救羊水栓塞患者，需要医院有非常强大的团队协作能力、血液资源。目前并没有什么太好的办法来预测哪个孕妇更容易发生羊水栓塞，所幸它是一个小概率事件。在湘潭医院产妇死亡事件中，家属抱怨入院的时候检查一切正常，生孩子的时候也很正常，却突然病危。这让家属很难接受，但羊水栓塞就是在很短时间内发生的。另外，这种病不好诊断，缺少统一的临床诊断标准，很多时候都是通过尸体解剖才能认定的。在这里希望公众对这个疾病有更多的认识，医学并非万能，一点点的进步都需要很多人的努力。

小贴士

羊水栓塞：指在分娩过程中羊水突然进入母体血液循环，引起急性肺栓塞、过敏性休克、弥散性血管内凝血、肾功能衰竭或猝死的严重分娩期并发症。近年研究认为，羊水栓塞主要是羊水进入母体循环后，引起母体对胎儿抗原的一系列过敏反应，可称为"妊娠过敏反应综合征"。

无痛分娩：
一项值得推广的分娩术

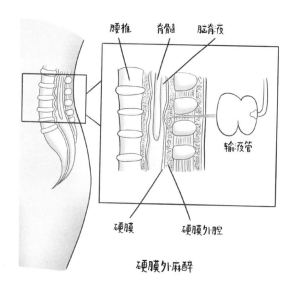

硬膜外麻醉

对于很多女性来说，产痛可能是她们一生中经历的最剧烈的痛，疼痛让女性有些时候丧失顺产的信心，也让不少女性对分娩产生恐惧心理。而无痛分娩则可以在很大程度上减轻孕妇在分娩过程中的疼痛，所以让不少女性心生向往，可是她们又不太懂，怕有风险。我在这里就跟大家讲解下。

无痛分娩是通过在腰后部一个狭窄的硬膜外腔内放置一根管子，然后持续地向管内推入麻醉药，起到阻断分娩疼痛的作用。这通常由麻醉科来完成，是一项麻醉操作。一般在分娩结束后，就可以取出镇痛硬膜外导管。这和剖宫产的麻醉方法基本上是类似的，只是在药物类型和剂量上有所差别。有的技术甚至可以让孕妇在硬膜外镇痛的情况下行走、活动和进食。

大家对于无痛分娩的担心似乎很多，但这是一项成熟的技术，在国外已经广泛开展，长期的实践也证明了其安全性。当然，任何一项有创操作技术都有一定程度的风险。英国1990年调查报告显示：1970—1984年，死亡的500 000万产妇中仅有9例与硬膜外麻醉有关，非致命性病残发生率为1/4500，但未造成一例永久性伤害。医疗风险都是概率事件，即使不采用无痛分娩，分娩也仍然存在着不少风险。不能因为风险而弃用一项可以给广大女性带来裨益的技术，重要的是做好风险评估。

无痛分娩者产力相对差些，产程会延长，因此助产的机会也相对较高。但并不是采用了无痛分娩，就会影响到胎儿的智力。如果采用无痛分娩，产程的正常时间就会跟着调整，比如第二产程（从宫颈口开全10厘米到胎儿娩出的时间）要从2小时调整为3小时，这属于可控的范围。

有些人会觉得，无痛分娩有这么多优点，为什么不能广泛开展呢？首先，一些医生没有更新观念；其次，国内缺乏麻醉医生；最后，价格较低。当一项医疗技术收费过低的时候，医生就不愿意去开展。

无痛分娩要在腰椎部位穿刺，如果腰椎有手术、外伤病史，就要根据具体情况评估是否可以施行硬膜外麻醉。

小贴士

无痛分娩：使用各种方法让分娩的疼痛减轻甚至消失，消除产妇对分娩的恐惧和产后的疲倦，让她们在时间最长的第一产程得到休息，当宫颈口开全时，她们因积攒了体力而有足够力量完成分娩。

4　产后

医生帮你消除尴尬与苦恼

尿失禁：
让你不再难以启齿

　　尿失禁，一般都发生在女性生了孩子以后。在咳嗽、大笑或者剧烈活动的时候容易出现尿失禁，严重的甚至可能在稍微活动的时候也会出现尿失禁，这称为压力性尿失禁。也有些人表现为一着急就尿失禁，这称为急迫性尿失禁。有些人可能两种情况兼而有之，这称为混合性尿失禁。

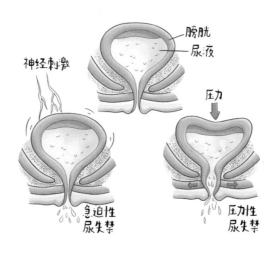

尿失禁的发生，往往和分娩息息相关。分娩时，胎儿过度压迫盆底肌肉，造成神经、肌肉损伤，因此引发产后尿失禁的情况。有的人会在产后短期内出现，也有人在产后较长时间以后出现，往往还发生子宫脱垂（子宫从阴道内掉出来）。绝经以后，随着体内雌激素下降，尿失禁的症状往往会加重。因此，尿失禁也是中老年女性的常见问题，流行病学调查显示 30% 的围绝经期女性有尿失禁的情况存在。

很多中老年女性对这个问题重视不足，认为这不是种疾病。还有些女性觉得不好意思，有口难开。其实，这完全没有必要。孩子也要多留意母亲的健康，告诉母亲这些知识——尿失禁目前已经有办法解决了。

就诊以后，医生需要患者填写一个膀胱日记，记录每天饮水、排尿、失禁的情况，以便了解尿失禁的严重程度。就诊前完成一周的膀胱日记，有助于医生了解病情。

尿常规检查有助于了解泌尿系统有无感染或者血尿的情况。个别患者可能还需要进行肾功能检测。

有一个针对尿失禁的特殊检查，叫尿动力学检查，用来了解是否并发内括约肌功能障碍和神经方面的问题。一般来说，需要先了解尿失禁的程度、生育需求和年龄。但对于尿失禁患者，有三种办法是通用的：排尿管理、膀胱训练和盆底肌锻炼。

排尿管理是对液体摄入进行适当的管理，少量多次饮水，避免一次大量饮水，在夜间睡觉前 4 小时内避免饮水。

在饮食上要注意避免一些刺激性食品，比如咖啡碱、苏打水、酒精、辛辣酸性食品、甜品添加剂等，这些均会引起膀胱的刺激症状。

膀胱训练，就是通过行为训练，延长排尿的时间间隔。通常情况下由间隔 45 分钟排尿开始，逐渐延长排尿的时间间隔。在憋尿的过程中，如果有排尿的欲望，通过收缩盆底肌，以及想象急迫症状的消退来抑制排尿。一般情况下，训练 2 周后，排尿时间间隔延长 15～30 分钟，直至白天每 3～4 小时排尿一次，夜间排尿一次。

盆底肌锻炼，适用于任何程度的尿失禁患者。在小便的过程中突然憋住小便，此过程中收缩的肌肉就是盆底肌。可以每日进行盆底肌锻炼 10～15 分钟。盆底肌锻炼不仅可以减小尿失禁的程度，而且有助于女性改善性功能。

这是一些常规的方法，所有人都可以用。相对严重的患者也可以采用局部雌激素刺激，这适用于绝经患者。绝经后随着雌激素水平的下降，生殖道黏膜出现萎缩症状，在阴道内局部使用雌激素软膏有助于缓解尿失禁症状。

已经完成生育的中重度压力性尿失禁患者，也可以采用手术。手术方式有多种，目前可靠的手术是由外向内经闭孔无张力悬吊术 / 经耻骨后无张力悬吊术（TOT/TVT），即把一根约 1 厘米宽的吊带，从尿道的下方放进去，拉紧以后抬高尿道的角度，从而治疗尿失禁。当然，目前手术不是 100% 成功，术后有 50% 左右的人可以完全治愈，而另外 30% 可以缓解，但是仍然有 10% ~ 20% 的患者会手术失败。

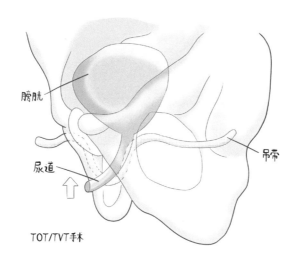

膀胱

尿道

吊带

TOT/TVT手术

重度尿失禁合并子宫脱垂的复杂情况，往往会在手术过程中同时治疗。在门诊检查评估以后才可以决定治疗方案。

现在有一种 1 小时尿垫试验，这是一种客观评估尿失禁的检查试验。步骤如下。

膀胱要持续充盈 1 小时，从试验开始患者不再排尿。

预先放置经称重的尿垫（如卫生巾）。

试验开始 15 分钟内，患者喝 500 毫升白开水，卧床休息。

之后的 30 分钟，患者行走，上下一层楼台阶。

最后 15 分钟，患者应坐立十次，用力咳嗽十次，跑步 1 分钟，拾起地面五个物体，再用自来水洗手 1 分钟。

试验结束时，称尿垫，要求患者排尿并测尿量。

尿垫试验结束后，应询问患者测试期间有无尿急和急迫性尿失禁现象。如果发生急迫性尿失禁，该结果不应作为压力性尿失禁严重程度的评估参数，应重新进行尿垫试验。

尿垫小于 2 克为轻度尿失禁，2～10 克为中度尿失禁，大于 10 克为重度尿失禁，10～50 克为极重度尿失禁。

小贴士

盆底肌：指封闭骨盆底的肌肉群。这一肌肉群犹如一张"吊网"，尿道、膀胱、阴道、子宫、直肠等脏器被这张"网"紧紧吊住，从而维持正常位置以便行使功能。一旦这张"网"弹性变差，"吊力"不足，"网"内的器官便无法维持正常位置，从而出现相应的功能障碍，如大小便失禁、盆底脏器脱垂等。

子宫脱垂、阴道壁膨出也有办法解决

　　子宫脱垂和阴道壁膨出是两种疾病，但通常同时存在，统称为盆腔器官脱垂，往往也需要一并处理。

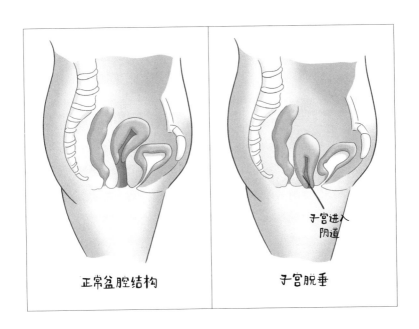

正常盆腔结构　　　　　　　子宫脱垂

子宫进入阴道

这一组疾病和压力性尿失禁、阴道松弛、肛门失禁等往往被归类为一个相对较新的专业，即妇科泌尿专业。国际上这一领域有较多新的概念和治疗措施，国内这一方面的诊断和治疗也需要不断更新。

发生子宫脱垂的时候，子宫的一部分从原有的位置上脱离，可能会伴随着部分阴道壁膨出，以前壁为主。它主要表现为阴道内有下垂的组织，类似乒乓球，引起下坠感。重度脱垂可能会影响到膀胱和直肠功能，表现为排尿或者排便困难。不少人因为下垂的子宫或阴道壁而出现长期行走困难，这影响到外出活动和生活质量。一般情况下是早晨轻，下午活动后加重。

根据美国的统计，盆腔器官脱垂是一个影响老年人生活质量的疾病，大概 7% 的女性需要做手术来纠正脱垂。若加上尿失禁，则有 11% 的女性需要手术。

根据脱垂的部位，可以分为阴道前壁膨出（因为阴道前壁就是膀胱和尿道，所以可能会有膀胱膨出或者膀胱尿道膨出）、阴道后壁膨出（后壁后方为直肠和腹腔，根据肠道突出情况，可分为直肠膨出和小肠膨出）、阴道顶部脱垂（通常为子宫脱垂，若是以前做过子宫切除，也可能会发生穹隆膨出）。

大部分人发生子宫脱垂和阴道膨出都与分娩有关，顺产过程中，胎儿挤压盆壁，造成盆底肌和神经损伤，引发子宫脱垂和阴道壁膨出。因此很多人从预防盆底脱垂的角度来考虑这个问题，误以为可以用剖宫产来取代顺产。

另外一个导致子宫脱垂和阴道壁膨出的因素是绝经，绝经后随着雌激素的下降，胶原和肌纤维会出现萎缩，从而会加重脱垂，这也就是雌激素治疗有助于缓解脱垂和尿失禁的一个原因。

还有一个罕见的因素是先天性缺陷，这只占2%左右。一些罕见的结缔组织病如马方综合征，引发脱垂的风险较大。

通常情况下，我们要根据脱垂的子宫或者阴道壁最外的部分来区分程度，以处女膜的位置为0，处女膜外1厘米就是1，处女膜内1厘米是-1。宫颈距离处女膜缘1厘米以内为1度，宫颈在处女膜缘内外各1厘米为2度，脱出部分在处女膜外1厘米以上为3度，

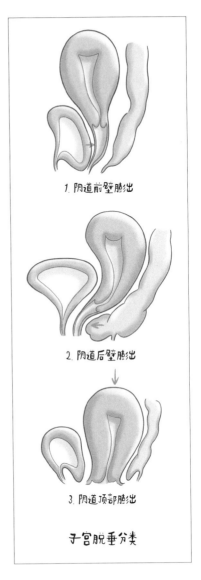

1. 阴道前壁膨出

2. 阴道后壁膨出

3. 阴道顶部膨出

子宫脱垂分类

子宫、阴道壁全部脱出就为 4 度。区分程度有助于了解病情，并据此决定治疗方案。

慢性咳嗽、便秘以及其他导致腹压增高的情况均会加重脱垂，超重也是一个危险因素。这些因素的存在有可能会增加手术后复发的风险，一般建议在手术之前进行治疗。

对于轻度、症状不明显的脱垂，不需要进行手术治疗，可以先尝试通过盆底肌锻炼来缓解脱垂。绝经患者也可以考虑局部使用雌激素。

子宫托是一种非手术治疗方案，它是通过在阴道内放置一个支撑的圆环，起到防止阴道壁或者子宫下垂的作用。

子宫托是一种简单方便的治疗方法，对于高龄、有手术风险或

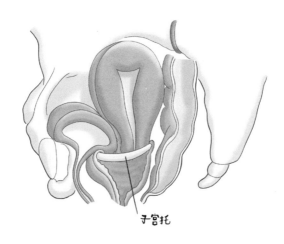

子宫托

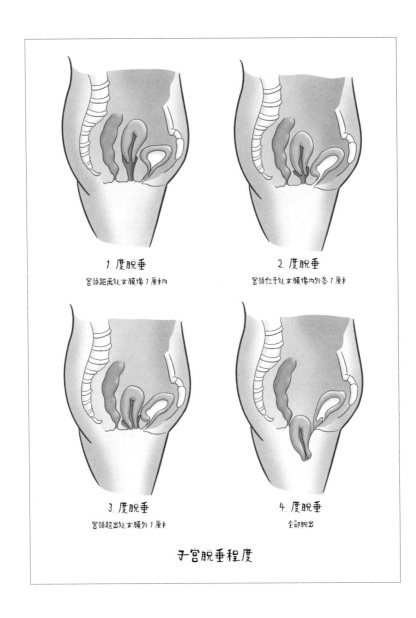

1. 度脱垂

宫颈距离处女膜缘1厘米内

2. 度脱垂

宫颈位于处女膜缘内外各1厘米

3. 度脱垂

宫颈超出处女膜外1厘米

4. 度脱垂

全部脱出

子宫脱垂程度

者目前不适宜手术的患者，也是一个非常好的治疗方案。但是子宫托无法从根本上治疗脱垂，而且长久放置也可能会引起溃疡，需要定期取出，并到医生处随访。在手术前应用子宫托，也有助于了解患者是否存在隐性尿失禁（即在脱垂的时候未表现出来，在手术纠正脱垂后出现尿失禁）。

对于 3 度以上脱垂或者其他病症合并脱垂，可以考虑手术治疗。没有普适性手术方案，需要进行个体化治疗。根据患者的年龄、生育需求、是否存在复发情况，综合考虑手术方案。年轻的患者可以考虑曼氏手术，截除部分宫颈并加固韧带。韧带加固可以通过宫腔镜或者腹腔镜完成。年龄较大的患者可以根据膨出具体位置，进行局部阴道壁的修补或者子宫切除与韧带加固。

4 度或者复发的患者，也可以考虑网片置入加固手术。把重度患者的子宫或者阴道壁悬吊到骶骨膜上，也是一种比较经典的手术方式。若是高龄且没有性生活要求，也可以考虑行阴道封闭手术，可以获得较好的效果。

这里重点讲解下经阴道植入网片手术。在过去的十多年，经阴道植入网片手术在国内被很多医生追捧，被视作盆腔器官脱垂的一种新型治疗方案。2012 年，我在国外系统学习了妇科泌尿知识之后，改变了我的观点。我去美国和英国参观了两家全球知名的妇科泌尿中心，发现他们均未把网片手术当作一个主要的治疗方案。2012 年，美国食品药品监督管理局也对经阴道植入网片手术发出

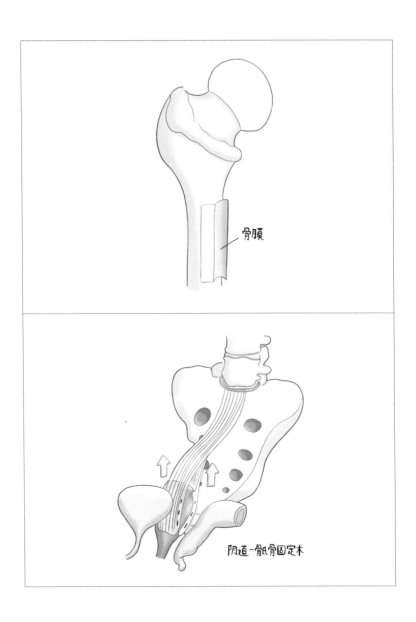

骨膜

阴道-骶骨固定术

了警告，后来又把网片植入手术修改为高风险手术。越来越多的医生开始改变对网片植入手术的看法。事实上，从 2012 年以后，美国接受经阴道植入网片手术的患者已经越来越少。

2013 年，国际妇科泌尿学会发表了一个专家共识：只是复发或者 2 度以上脱垂合并慢性咳嗽等患者，使用网片可以明确受益；3 度以上脱垂患者只是可能受益，效果不明确；而阴道后壁膨出或者年轻的患者，尤其不适合网片手术。网片植入手术的风险包括网片植入后暴露、侵蚀邻近器官，造成新的膀胱刺激症状和继发感染。

因此，发生脱垂以后，并非一定要使用网片，具体的手术方式还需要和医生进行沟通。

脱垂的修补手术，主要会影响到邻近器官，如膀胱、直肠。尿失禁和脱垂通常有同时存在的可能性。若是在手术前发现尿失禁，一般要在手术过程中行尿失禁纠正手术，因为纠正脱垂之后，原有的尿失禁一般会加重，也有些患者可能在术前没有尿失禁，在手术之后才有。如果确定要手术，那么在手术前要采取防止术后脱垂加重的措施，如减重、缓解便秘和治疗慢性咳嗽。

若是已经绝经，一般是在手术前 2 周阴道局部使用雌激素，让阴道局部的黏膜增厚，术后也可以继续长期使用下去，有助于减少复发。

若是阴道壁或者子宫溃疡，应该在脱垂手术前治疗。

在手术以后，应避免引起腹压增高的用力动作，在 3 个月内禁止性生活，避免提重物。

有生育需求的女性如果轻度脱垂，可以考虑进行盆底肌锻炼。一般手术要推迟到完成生育之后考虑，因为再次分娩可能会加重脱垂，使手术效果丧失。若是症状严重，也可以考虑行曼氏手术。

手术复发率取决于年龄和手术方案。利用自身组织做的修补手术，复发率大些，约为 25%。

小贴士

骨膜：是覆盖关节以外骨头表面的结缔组织包膜，骨端和肌腱以外部位的骨膜厚，容易从骨上剥离。

外阴阴道假丝酵母菌病：
用抗真菌栓剂

外阴阴道假丝酵母菌病以前也称为念珠菌性阴道炎，俗称霉菌性阴道炎。

说这个病常见，是因为有 75% 左右的女性一生中至少发作一次，而发作超过两次的有 40% ～ 50%，1 年可能会发作四次以上的人占 5% ～ 8%。最后这一部分人又被诊断为复发性外阴阴道假丝酵母菌病，这种复发的情况和严重的症状并称为复杂性外阴阴道假丝酵母菌病。

这种病的典型表现是豆腐渣样白带，外阴和阴道发红、水肿、瘙痒，还可伴有尿频、尿痛及性交痛。

这个病的诊断通常不困难，做一个白带检查基本就可以。如果一次白带检查不能诊断，可进一步做真菌培养。

正常情况下，阴道内有乳酸杆菌存在，它维持着阴道内弱酸性环境。假丝酵母菌是女性阴道内一种常见的寄生菌，当机体抵抗力下降或者假丝酵母菌毒力增强时，机体抵抗力弱于寄生菌的侵袭力，最终导致假丝酵母菌大量繁殖，造成阴道上皮细胞的破坏，形成外阴阴道假丝酵母菌病。假丝酵母菌不是细菌，而是真菌。

在外阴阴道假丝酵母菌病首次发作的时候，规范治疗很关键，建议到医院做诊断而不要自己乱用药。外阴阴道假丝酵母菌病是真菌感染，不能用治疗细菌感染的消炎药来治疗。普通的抗菌药物对于真菌是无效的，甚至可能会加重真菌感染。

单纯的外阴阴道假丝酵母菌病不难治疗，用阴道抗真菌栓剂治疗就可以，不需要口服抗真菌药。治疗期间避免性生活。仅仅需要在治疗后1周或者下次月经结束时复查白带即可。

有84%左右的女性经历一次复发，复发的原因是多样的，如妊娠、口服避孕药、使用抗菌药、糖尿病、阴道冲洗、使用免疫抑制剂、艾滋病等。也有些人存在体质上的易感性，这和基因有关。知道了这些诱发因素，就可以有意识地加以避免，比如避免乱用消炎药，不要进行阴道冲洗（其实任何时候都不建议进行阴道冲洗）。

治疗复发性外阴阴道假丝酵母菌病，先要排查是否有上述诱因存在。治疗策略包括强化治疗和巩固治疗。

在复查确认没有真菌存在以后，下一步需要巩固治疗。目前国内外没有较为成熟的治疗方案。每月规律发作一次者，可在每次发作前预防用药一次，连续用6个月。无规律发作者，可每周用药一次，连续用6个月。

性伴侣也需要治疗，约15%的男性与女性患者接触后患有龟头炎。对有症状的男性应进行假丝酵母菌检查，以预防女性重复感染。

孕期外阴阴道假丝酵母菌病发作也是一个常见的问题，可以用药，但是不能使用口服药。阴道栓剂中，克霉唑是 B 类药物，可以安全使用；咪康唑和氟康唑是 C 类药物，不是首选。

小贴士

病毒：无完整的细胞结构，含单一核酸（DNA 或 RNA）；寄生在活细胞中，掠夺细胞的营养，危害大。

细菌：属于原核生物界的一种单细胞微生物，形体微小，结构简单，无成形细胞核，也无核仁和核膜，除核蛋白体外无其他细胞器；广泛分布于生活中。据估计，人体内及表皮上的细菌总数约是人体细胞总数的 10 倍。

真菌：具有真核和细胞壁的生物，像细菌一样都是分解者，分解有机物。有的真菌用于食物加工，例如酵母菌用于面包加工，酿酒也需要真菌。有的真菌能引起多种植物病害，从而造成巨大的经济损失。

阴道冲洗，洗洗更不健康

曾几何时，电视上重复播放着"洗洗更健康"的洗液广告，使得很多人把阴道冲洗当作一种维系自己健康的措施。

我曾经通过微博做过一次调查，有 5000 多人投票，接近一半的女性因为医生的建议而采用了阴道冲洗，有 10% 左右的女性存在着不定期冲洗阴道的习惯。

很多医生曾经把阴道冲洗当作治疗阴道炎的一个措施，现在它被认为对健康不利。

医学是一门不断发展的科学，很多医疗措施在过去被认为是对的，但是后来被论证为错的。评估一项医疗措施是否恰当，最好的办法是去做研究、查资料。

1997 年的一项荟萃分析显示了阴道冲洗与诸多疾病的关系。研究结果如下。

阴道冲洗增加盆腔炎发生率

阴道冲洗会使盆腔炎的发生率增加 73%，冲洗次数越多，发炎的机会越大。若是每周进行阴道冲洗，盆腔炎发生的机会则会增加 4 倍。

阴道冲洗增加宫外孕和不孕风险

冲洗阴道者发生宫外孕的机会是不冲洗者的 1.8 倍，并且商业洗剂比清水风险更大。另外一项研究发现，冲洗阴道的女性比不冲洗阴道的女性怀孕的概率减小 30%，这一差别在年轻女性中尤为明显。其中，18 ～ 24 岁女性怀孕概率下降 50%，25 ～ 29 岁女性怀孕概率下降 29%，30 ～ 39 岁女性怀孕概率下降 6%。

阴道冲洗增加宫颈癌发生率

阴道冲洗增加了宫颈癌风险，经常冲洗阴道（每周一次以上）者发生宫颈癌的风险较不冲洗阴道者大 86%。同样，商业洗剂较清水更易引发宫颈癌。

阴道冲洗增加性传播疾病的发生风险

一项对肯尼亚 657 名性工作者的调查发现，阴道冲洗使得乳酸杆菌消失，艾滋病风险增加 1 倍，感染淋球菌的风险增加 1.7 倍。1270 名肯尼亚性工作者的 10 年队列研究发现，用清水冲洗阴道的女性比不冲洗的女性感染艾滋病的风险高 2.64 倍，如果是用有杀菌功效的洗剂冲洗，那么感染艾滋病的风险会更高。对 2897 名南非女性的调查发现，冲洗阴道的女性比不冲洗的女性感染艾滋病的风险高 1.74 倍。

阴道冲洗增加低体重儿的发生风险

很多研究报告显示，如果孕前或孕期冲洗阴道，还有可能增加早产及低体重儿的发生风险。每周冲洗两三次比不冲洗者分娩低体重儿的可能性增加 40%。在控制相关混合因素后，研究结果显示，阴道冲洗的频率和剂量与低体重儿风险相关。

阴道本身是一个有乳酸杆菌存在的弱酸性环境，酸碱值为 4.5 左右，可以抑制其他病原菌的生长。阴道冲洗破坏了阴道的内环境，反而会促进异常菌群的生长，导致阴道炎。

此外，阴道冲洗可能为病原菌提供了一个液体载体，使得病原菌更加容易发生迁移。在排卵期前后进行阴道冲洗，发生上行病原菌感染的机会更高。在孕期，上行感染可能导致羊膜炎，进而发生早产。

对于一般的阴道炎，目前应该放弃阴道冲洗这个治疗方案。美国妇产科学院提出，在任何时候都反对阴道冲洗。从我们的调查数据来看，医生的建议仍然是目前很多女性实施阴道冲洗的一个重要

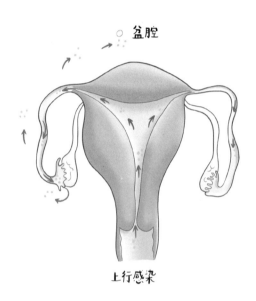

上行感染

小贴士

上行感染：指感染外生殖器的微生物上行引起内生殖器的感染。如阴道感染后，微生物实际上就是通过阴道、宫颈、输卵管最后到达盆腔，引起盆腔炎。

理由。看来医生转变观念是关键。既然研究已经证实阴道冲洗有诸多不利，那么医生就应该放弃市场上各种洗剂。一般的阴道炎用对症的栓剂治疗足矣，没有必要再画蛇添足地采用阴道冲洗。

剖宫产术后子宫切口憩室：
无症状、无生育打算可不治疗

我国虽然不是全球剖宫产率最高的国家，但是发生率也非常高。

剖宫产手术会在子宫下部留一个横向切口，即便缝合，这个位置会比其他部位要薄。有些患者通过术后超声检查会发现，局部的子宫肌层偏薄，甚至表现为一个凹陷。

大部分情况下这没有什么症状，但是有些时候，经血容易残留在此处，不容易排出去，就会表现为月经淋漓。

这个疾病诊断起来不算太难，结合剖宫产史和月经情况，用超声就可以检查清楚。必要的时候也可以做磁共振成像，它显示得更为清晰。宫腔镜检查可以发现子宫的凹陷。

没有生育计划的人，若是出现月经淋漓的症状，可以考虑经阴道的宫腔镜处理方案，将憩室部位的子宫肌层切得平滑一些，减少经血的潴留，缩短月经淋漓的时间。当然，也可以通过腹腔镜或经阴道、腹部的手术修复憩室，但是相对来说创伤会更大。

如果有生育要求并且憩室顶部的残留肌层不是特别薄，就可以

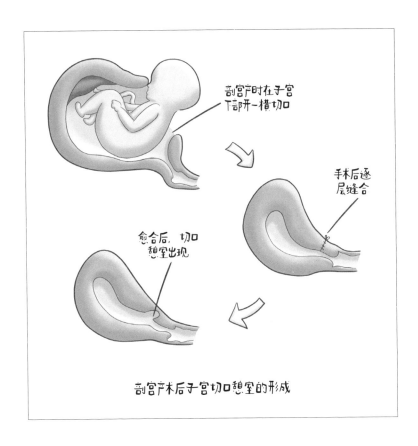

剖宫产时在子宫下部开一横切口

手术后逐层缝合

愈合后，切口憩室出现

剖宫产术后子宫切口憩室的形成

先尝试怀孕，在下次剖宫产的时候将剖宫产切口多缝合几层以纠正憩室。若是有生育要求但憩室顶部的肌层特别薄，也可以在怀孕前通过经阴道、腹部的手术或腹腔镜修复憩室，但是往往需要较长的避孕时间。

粘连：
影响最大的是二次手术

我经常向患者说起粘连，但大多数人理解不了，因为粘连是看不到也感觉不到的一种情况。

粘连，通常指手术以后，两个邻近器官或者一个器官本来不应该紧贴的两面（如子宫前后壁）发生了粘合，需要采用外力才能分开。粘连其实是机体的一种正常反应，若是没有粘连，手被割了一刀以后就不会愈合，手术以后伤口也不会长好。但是，正常的生理反应发生在错误的地方，就会导致问题的出现。

在妇产科领域，常见的粘连情况如下。

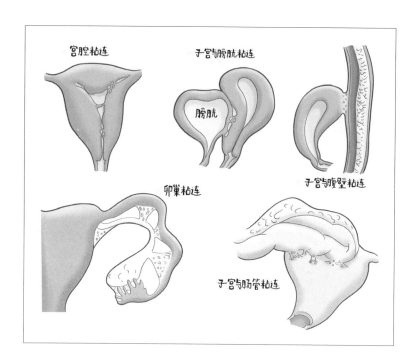

宫腔粘连

子宫与膀胱粘连

膀胱

子宫与腹壁粘连

卵巢粘连

子宫与肠管粘连

刮宫术以后宫腔粘连

在刮宫术以后，由于子宫内膜被破坏，本来光滑的宫腔表面出现了创面，子宫前壁和后壁两个面粘连，进而可能导致月经量减少。

剖宫产术后粘连

常发生的部位是子宫和腹壁、子宫和膀胱。通常情况下，这样的粘连没有什么症状，但是若需要第二次、第三次剖宫产或者以后需要进行子宫切除手术，这样的粘连就会对下一次手术造成麻烦。

子宫肌瘤剔除术后粘连

若是剔除子宫肌瘤，子宫上必然会留下剥离肌瘤、缝合子宫的一个个创面。和卵巢囊肿剥离不同的是，这样的创面非常容易粘连，子宫容易和周围的大网膜、肠管、膀胱粘连。这样的粘连大多没有症状，由于子宫肌瘤剔除术后通常有再次手术的可能性，比如复发后需要进行二次剔除、子宫切除或者剖宫产手术，那么粘连就会导致手术损伤那些肠管或者膀胱。所以，我经常讲一句话：能不做手术就不要做手术。

子宫内膜异位症和粘连

子宫肌瘤通常是不会发生粘连的，但是子宫内膜异位症是一个让人非常讨厌的疾病。它发生的时候，粘连就已经存在。粘连的常见部位是卵巢和盆腔腹膜、卵巢和直肠以及卵巢和卵巢，严重时可能导致输尿管梗阻、积水，这就是为什么子宫内膜异位症手术分离粘连导致邻近脏器损伤的概率高于其他的手术。

结核

现在结核已经是比较少见的疾病了，却是一种非常容易导致粘连的疾病，大多会引起重度盆腔粘连和宫腔粘连，结核导致的不孕往往也成为"不治之症"。

上述几种常见的粘连情况中，后两种和疾病本身相关，前三种则与手术相关。作为外科医生，我希望好的粘连（如伤口愈合的粘连）存在，不好的粘连不要发生，越少越好。如何避免粘连是一个需要探索的问题。疾病本身的特性导致的粘连不太容易避免，但是有些防粘连技巧是可以采用的，比如在手术过程中轻柔操作，尽可能避免粗糙面形成。手术是一个精细活，一味追求快却忽略细节，就可能会造成粘连，进而对下一次手术造成困难。手术过程中也要注意关闭腹膜，尽可能保持创面光滑。

一种预防粘连的方式是在创面放一些防粘连制剂。另外一个预防粘连的方式是物理屏障。从理论上来说，创伤出现 7 天以后腹膜就会自然延伸过去，因此可采用一些防粘连膜让两个创面隔离至少7天以上。在做宫腔镜肌瘤剔除手术或者粘连分离手术之后，也会放置一个宫腔球囊来预防宫腔粘连。但无论是宫腔球囊还是防粘连膜，目前都比较贵，也非医保覆盖，有条件者可以考虑使用。有限的研究也提示，防粘连剂也有助于提高不孕手术的成功率。

粘连若是没有症状，通常不用手术处理；宫腔粘连导致月经量过少，若是没有生育需求，可以不必处理，也不会对身体有什么损

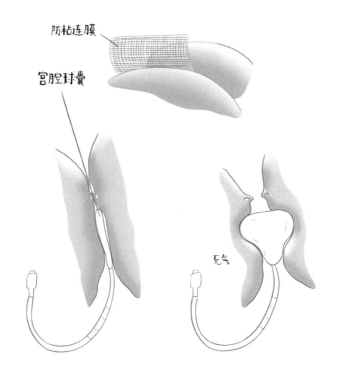

害；盆腔、腹腔粘连若是没有症状，可以观察。粘连通常会对二次手术产生影响，若是有腹痛的症状，并且保守治疗后效果不好，也可以在腹腔镜手术下分开粘连部位。

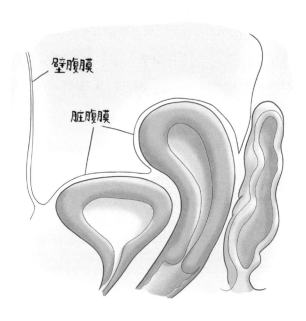

壁腹膜

脏腹膜

阴道松弛：
Kegel 盆底肌训练是个好方法

　　她是一个特别的患者，45 岁，来门诊找我看病，说她有阴道壁膨出，想要手术。我检查了以后，问她有没有尿失禁，她说有但不是太严重。我说，那就先不必着急手术，阴道壁膨出不是特别严重，尚未达到需要手术干预的程度，可以先尝试进行盆底肌锻炼。

　　她支吾了半天，说还是想要做手术，想要修一下阴道壁。我顿时明白了，问她是不是对性生活质量不满意。她承认了，说自从顺产以后，感觉阴道松弛，老公和她自己都不满意。我测了一下，她的阴道大概可以容下我 4 根手指，收缩阴道的肌肉也是非常弱。我基本可以理解她为什么对性生活不满意了。

　　中国患者往往比较含蓄，对有关性生活方面的问题，也不太习惯当面和医生进行表达。她还算是勇敢的，敢于到医院来求医，想通过手术来解决这个问题。

　　性生活质量，毫无疑问是妇产科里的一个重要问题。产后阴道松弛也是一个常见的问题。分娩的时候胎头对阴道壁以及盆壁神经的挤压，导致韧带、肌肉和神经损伤，阴道壁膨出，也有不少人可能会出现尿失禁的情况。阴道壁膨出、子宫脱垂和尿失禁往往是老年女性常见的退行性疾病。

Kegel 训练，是一种非常有效的盆底肌训练方法，就是提升肛门和收缩阴道内的肌肉。可以在排尿过程中，突然憋尿 4 秒钟来体会哪个是盆底肌；也可以将自己的手指伸入阴道内，收缩阴道肌肉时如果感到手指被挤压，那么就是一个正确的收缩方法。Kegel 训练，可以独自完成，每天重复 5～10 次，每次收缩 10 次阴道，8～10 周以后通常会有所改善。

关于 Kegel 训练，国外有一个区别于医生的专业治疗师是物理治疗师，他们的主要工作就是教患者进行各种训练。可惜目前国内没有物理治疗师这一专业，繁忙的门诊工作又让医生无法静下心来好好进行这项研究。大家可以寻找这方面的一些资料，自行学习锻炼。对于正常女性来说，Kegel 锻炼也有助于提高性生活质量。

有些医院有电刺激设备，将探头放在阴道内，通过电脉冲刺激阴道的肌肉收缩，治疗效果可以维持数周。

如果以上方法都没有效果，手术也是一种选择。手术修剪松弛的阴道壁黏膜，缩小阴道的径线，有助于起到瞬间缩小阴道、提高触觉的作用。最近也有一种非手术激光治疗，它通过在阴道内放置一个激光探头，辐照阴道壁，让阴道黏膜重构紧缩，这是一种相对比较安全的治疗方案。

如果是绝经女性，阴道局部使用含有雌激素成分的软膏，对阴道黏膜的改善、性生活质量的提高也有帮助。

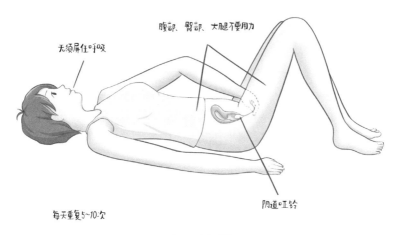

无须屏住呼吸

腹部、臀部、大腿不要用力

阴道哑铃

每天重复5~10次

Kegel 训练

　　我对这位患者进行了 Kegel 训练指导，又对她尿失禁的情况进行了检查和评估，她确实存在压力性尿失禁的情况。患者经过 1 个月的锻炼，觉得盆底肌没有达到理想状态。因为她有尿失禁，我为她选择了修补阴道壁和纠正尿失禁的手术方案，大概 40 分钟的手术让她的阴道由容纳 4 根手指缩小为容纳 2 根手指。当然术后她还需要继续做 Kegel 训练，加强阴道内肌肉的力量，这样她的性生活质量也会得到提高。

　　面对医生时，你应该学会勇敢地表达自己的诉求，尤其对于性生活方面的问题，这没有什么可耻的。你告诉了医生，也许医生可以为你找到一个解决问题的方法。但如果你什么都不说，医生就算想帮助你也无从下手。

5 孕产不苦恼

自己做主，让一切顺其自然！

高龄孕妇存在的问题

随着国家生育政策的进一步放开，肯定有不少年龄稍微大些的女性考虑再生一个孩子。相对于年轻的女性，大龄女青年可能会面临着不同的问题。

年龄多大就不能生孩子了？

生育没有一个绝对的年龄限制，当然年纪越小，生育的机会越大。从生理角度考虑，女性最佳的生育年龄在 20 ～ 25 岁。这个年龄段的女性已经充分发育成熟并达到身体高峰，生育功能处于最佳状态。在 20 岁之前，怀孕对心理的影响比对生理更为明显，而从 30 岁开始，女性的生育能力开始下降，最初的下降趋势比较平缓，到 35 岁之后下降明显。在 40 岁之后，女性的生育能力明显降低，但此时并非绝对不能生育。想想以前允许多胎的时候，生最小的孩子时，母亲年龄达 40 多岁是常见的事情。

所以年龄不是一个绝对的问题，只要愿意，就有可能。一项研究表明，30 ～ 35 岁且有生育愿望的女性在 1 年内怀孕的概率为75%；到 35 岁时，上述概率下降为 66%；40 岁时，上述概率仅为 44%；而到了 45 岁，怀孕已经变得很困难了。

需要做哪些孕前检查？

如果平时身体健康，孕前没有必要做什么特殊检查，进行正常的体检，了解身体的一般状态就可以了。当然，年龄偏大时，卵巢的功能较年轻的时候会下降，月经规律并不代表一定会排卵。如果想要在怀孕前了解卵巢的储备功能，也可以到医院做一些激素水平检测。目前可以衡量女性生育力的几个检测指标是：抑制素、抗米勒管激素和促卵泡素。前两项检测在医院里面并不多见，第三个检测在一般妇产科医院都可以进行。

男方需要做什么检查？

一般而言男性并不需要进行特殊的检测。如果有三次以上流产的情况存在，男性应该做一个染色体检查，了解有无染色体异常的情况。若是有半年以上不孕的情况，男性可以考虑做精液常规检查。

如果有其他疾病怎么办？

孕前若是有疾病，应该寻求医生的专业意见。有些疾病，如甲状腺疾病、糖尿病、心脏病等，需要在孕前进行相应的处理。若是在疾病未控制的情况下仓促怀孕，发生孕期并发症和胎儿畸形的概率将会增加。

若是第一胎畸形或者异常怎么办？

需要寻求专业医生的帮助，寻找畸形的原因，有些问题可以在再次怀孕的时候尝试避免。但是，若父母本身有遗传方面的异常，需要通过产前诊断的方法来淘汰有问题的胚胎。

解除避孕以后多久可以怀孕？

这和避孕的方式有关。如果是口服避孕药，以前强调停药后要避孕 3 个月以上才能受孕，但是近年来的研究证据都证实没有这个必要，可以在停止口服避孕药 1 个月之后就怀孕。若是使用宫内节育器，取出后下一次月经结束即可尝试怀孕。

尝试怀孕失败怎么办？

如前所述，年龄越大，生育力越低。如果尝试怀孕失败，必要的时候也需要寻求医生的帮助。一般而言，医生会在女性尝试怀孕 1 年不成功以后，进行一些必要的检查，当然超声、排卵监测、男性精子检测这些无创检查都可以提前进行。

当女性年龄过大、排卵功能已经丧失的时候，医学上还可以采用别人的卵子进行体外受精，再移植体内，但此时从生物学的特性上来说，孩子的基因已经不是自己的了。

高龄孕妇面临着什么风险？

女性的年龄越大，卵细胞质量就越差，受精后携带异常染色体的可能性就越大。一旦女性到了 35 岁左右，胎儿先天畸形的风险就会增加。所谓先天畸形，是出生时患有某种功能紊乱或者障碍。大多数情况下，这是由特定染色体过多或者缺失造成的。当同一染色体有三条而不是正常的两条时，就会出现三体性，比如最常见的唐氏综合征，这类患者有三条 21 号染色体。下表显示了生育年龄和胎儿患唐氏综合征的关系。

生育年龄 / 岁	胎儿有唐氏综合征的风险	胎儿有出生缺陷的风险
30	1：952	1：384
35	1：385	1：204
38	1：175	1：103
42	1：64	1：40
44	1：38	1：25

对于高龄孕妇（35 周岁以上），为防止分娩唐氏综合征患儿，目前可以在孕早期进行抽血筛查，在早孕 11 周的时候，也可以进行超声检查、无创产前 DNA 检测。后者是最近几年发展起来的一项新技术，虽然不能替代羊膜穿刺术，但是可以在很大程度上帮助医生判断是否存在胎儿染色体异常。

研究显示，如果男女双方的年龄均大于 35 岁，男性的年龄也会对上述风险产生影响，并增加胎儿患有某些先天性缺陷的概率。而胎儿的严重缺陷也是流产最常见的原因，且出现的概率在高龄孕妇中较大。因此高龄夫妻流产的概率也会比年轻的夫妻大。根据统计，高龄孕妇有 15% 的概率会发生早期流产。

孕期有什么注意事项？

相较于年轻的孕妇，有些高龄孕妇的并发症如妊娠糖尿病、妊娠高血压的发生率较高，这也就意味着在孕期需要进行严格的产前检查。如果上一次妊娠有并发症，本次妊娠也有可能再次发生，这些都需要听从专业医生的建议。

但是要警惕一种现象——孕期重视过度，就不敢运动，多吃多喝。我在这里再提醒下：胎儿过大，不好分娩。

年龄大了，一定要剖宫产吗？

年龄不是剖宫产的绝对指征，只要有条件都可以尝试顺产，但是孕期的体重管理很重要，应避免营养过剩，适量运动。

上次剖宫产，这次可以顺产吗？

如果前一次妊娠是剖宫产，这一次是否一定要剖宫产呢？如果前一次剖宫产是由于一些不可去除的因素，如骨盆异常，那么这一次需要再次剖宫产。否则，也可尝试顺产，但是否合适，需要医生进行专业评估。

小贴士

促卵泡素：即垂体分泌的一种激素。可以刺激精子生成和卵子成熟，与促黄体素统称促性腺激素，具有促进卵泡发育成熟、雌激素分泌的作用。

不孕时男女都要检查

　　不孕的人越来越多，国内治疗不孕不育的机构也就多了起来，其中有不少坑蒙拐骗的机构。想怀孕而怀不上的夫妻不要太着急。

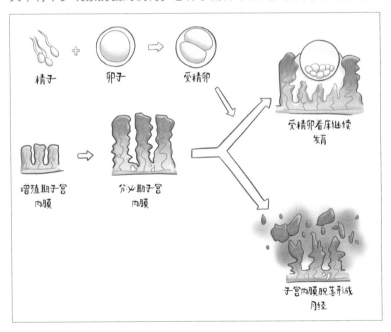

精子　＋　卵子　⟹　受精卵

受精卵着床继续发育

增殖期子宫内膜　⟹　分泌期子宫内膜

子宫内膜脱落形成月经

怀孕是一个系统工程，一系列条件都恰好到位的时候，怀孕才能发生。

任何一个环节有问题，都可能会影响正常怀孕，导致不孕。在临床上，不孕的检查是一个渐进的过程，从简单到复杂，从无创到有创，以最低的代价获得最有价值的信息是基本原则。

先检查男性的精液

如果诊断为不孕，先要检查的是男方的精液，了解精子数量、质量是否异常。因为这是无创检查，所以应该作为第一步检查。检查精子之前，5天禁止性生活，否则结果不准确。如果发现精子的数量或者质量异常，应该到男科进行进一步检查，了解导致精液异常的原因。如果是精液异常的问题，往往需要到男科进行检查和治疗。有些病因如精索静脉曲张可以治疗，但有些病因可能无法去除。医生根据精液的异常程度，会建议采用人工授精或者把单个精子直接注射到卵子里面的方法。

精子对高温比较敏感，如果长期在高温的环境下工作或者长时间开车，阴囊温度太高，有可能会影响精子的发育。因此，避免长期高温，也有助于男性提高精子质量。

后对女性检查

如果经过检查确认男方没有问题，然后才对女方进行检查，相对而言，女方的检查较为复杂。女方首先要检查排卵，有下面几种方法。比较简单的方法是基础体温监测。排卵以后，卵巢的黄体开始发育，由于孕激素的影响，在早晨安静状态下体温会有所升高。还可以用排卵试纸了解是否排卵。另外，通过超声观察卵泡是否增大、破裂，也可以大概判断是否排卵。

一些患者不排卵是由于存在着精神紧张的因素，比如老是担心自己怀不上，越怀不上越紧张，越紧张就越抑制排卵，因此要学会适当地调整心态，自然的心态有利于自然受孕。

如果是一些疾病如多囊卵巢综合征导致不排卵，而卵巢功能良好，通常要用药物来促排卵；但是如果有卵巢早衰的情况或者患者年龄较大，促排卵可能会有困难，需要考虑借别人的卵子来怀孕。

如果经过检查，发现排卵没有问题，下一步需要了解的就是输卵管的通畅情况。在盆腔发生炎症的时候，输卵管非常容易出现堵塞、积水的现象，这也是不孕的主要原因之一。

要了解输卵管的通畅情况，可以借输卵管通液或者子宫输卵管造影的方式。输卵管通液就是把生理盐水注射到子宫腔内，通过阻力来判断输卵管的通畅情况。如果注射压力过大，往往会有疼痛感，提示可能有输卵管梗阻的情况存在，也可以通过超声同步检测输卵管的情况。

子宫输卵管造影则是向宫腔内注射造影剂，用 X 射线检查子宫和输卵管的形态。子宫输卵管造影和输卵管通液不同的是，它有 X 射线影像可以保留下来，别的医师也可以据此来大概了解输卵管的情况。通常情况下，子宫输卵管造影需要在初次检查 2 小时或者 24 小时后（取决于使用的造影材料）再次进行盆腔 X 射线检查，了解盆腔涂抹的情况。

输卵管通液和子宫输卵管造影要通过阴道向宫腔内注射液体，有感染风险，也会导致患者的不适、疼痛，因此是有创检查，但是其创伤相对于腹腔镜、宫腔镜又小些。

对于输卵管梗阻导致的不孕，患者可以考虑腹腔镜下输卵管造口术或者复通术，也有些医院尝试宫腔镜下用输卵管导丝进行复通，如果不成功，试管婴儿可以解决这个问题。

还可以进行激素的检查，用于辅助了解卵巢功能，一般是在月经周期的第二天抽血化验雌二醇、孕激素、促卵泡素、促黄体素、雄激素和泌乳素。治疗卵巢黄体功能异常相对来说比较简单，可以通过人工补充孕激素来完成。

需要提醒的是，经过这样的检查以后，仍然可能查不到不孕的原因，临床上称之为不明原因不孕。对于这种情况，医学也需要进一步探索。

不孕的治疗是一个说不难也难、说难也不难的事情，规范的诊治是关键。这个过程通常会消耗数月的时间。所以，不管多么着急怀孕，都要先了解情况，不要病急乱投医。所以应该抱着无所谓的态度，而不是把怀孕作为一个特别的事情来对待，精神放松了反而会更有利于受孕。

希望大家明白怀孕的原理，不要在意亲朋的催促，自己做主，一切顺其自然!

无痛人流 *vs* 避孕，有什么理由选择前者？

避孕教育，应该是从青少年就开始抓的一项工作。可能中国人比较传统，对于避孕羞于启齿，它未被列入青少年教育中。在懵懂中成长的孩子意外怀孕可能会影响一辈子的健康。从有性生活开始，避孕就是每一个人都应该学习的基本知识。但是，由于没有商业利益，避孕知识几乎没有得到任何推广，反而是无痛人流的广告贴满了大街小巷，每次看到这些都让人痛心疾首。

言归正传，先谈谈避孕方法都有哪些。

安全期避孕

这一方法应该说不是一种科学的避孕方法，因为排卵的时间因人而异，而精子在体内又可以存活数天，所以安全期避孕是一种很不安全的方法。若非特别有把握，建议不要选择安全期避孕的方法。

屏障避孕法

它又称为工具避孕，通过避孕套、隔膜、宫颈帽隔绝精子和卵子的结合，从而起到避孕作用。避孕套应该是最常用也最为安全的一种工具，还可以起到预防传染病的作用，适用于从青少年时期到围绝经期的任何年龄。在其他方法不合适的时候，采用避孕套的方法都是合适的。

口服避孕药

避孕药分为紧急避孕药和短效避孕药。紧急避孕药的激素含量大，可能会导致月经紊乱，不能作为常规的避孕措施，仅仅可以事后或者临时使用。短效避孕药可以在药店里面买到，一般是从月经的第一天开始每天口服一片，效率接近100%，其避孕的原理是通过雌激素和孕激素来抑制排卵。除了避孕的作用，短效避孕药还可以用于治疗痤疮、月经不调、子宫内膜异位症等，安全性还是非常可靠的。不良反应主要有体重增加（新一代短效避孕药优思明没有这方面的效应）、下肢静脉血栓的发生率增加。如果患有激素依赖性疾病比如子宫肌瘤或者乳腺相关疾病，口服避孕药时需要谨慎。短效避孕药的使用时间可长可短，如果有子宫内膜异位症等疾病，其

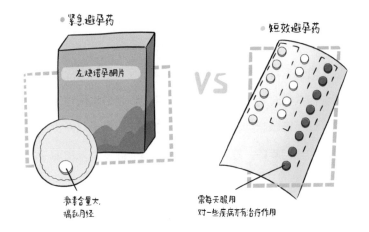

实也可以长期应用。另外，年龄在 40 岁以上者，要避免长期使用短效避孕药。如果某一天忘记服用短效避孕药，应该在第二天补上，如漏服 2 天以上，应该要结合其他避孕方法，以降低避孕失败率。

长效避孕针

其避孕机制是抑制排卵，需 2 ～ 3 个月注射一次。停用 6 ～ 24 个月后恢复正常的生育能力，可能导致不规则阴道出血、经期延长、月经量增多等，还有一些女性可能会体重增加。

宫内节育器

以前用的节育器通常是圆圈状，所以又称为避孕环。其材质通常含有铜，避孕的原理是通过铜的局部反应影响受精卵着床。近年来，又有新型含有激素的避孕环（曼月乐）上市，它除了避孕的作用，还有治疗子宫内膜异位症等疾病的作用。避孕环其实是用于长期避孕的一种方法，通常情况下，可以放置 5～10 年。以前的金属环寿命比曼月乐更长。在过去的一段时间，网络中流传的一些对节育环的错误观点造成不少人对它感到恐慌。如果短期无生育计划，我个人认为避孕环是一种比较好且可逆的避孕方式，既可以避免长期服避孕药的不良反应，又可以减少使用避孕套的不便。过去的避孕环有圆形或者 T 形，如果其大小不适合个体子宫形态，可能会导致腰酸或月经量多。如果症状长期存在，可以考虑取出。目前有条状避孕环（吉妮），其造成的不适症状会大幅度减少。

新型避孕环由于含有缓慢释放的孕激素，可能会导致月经量减少甚至月经完全消失，但可以缓解痛经的症状。如果不介意月经量减少，也可以考虑这种方法，具体是否适合，请当面咨询医生。

避孕环还可以用于事后避孕，发生性生活 5 天内，可以通过紧急放置一个避孕环起到避孕的作用。

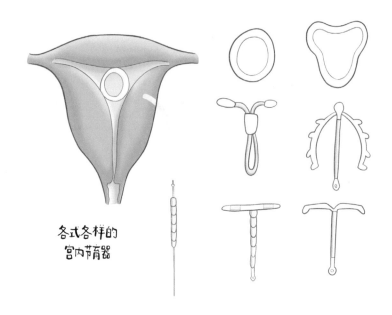

各式各样的
宫内节育器

皮下埋植

　　皮下埋植在国外是一种相对比较流行的避孕方式，在英国它是首选避孕方法。皮下埋植是在局部麻醉的情况下把一根含有孕激素的塑料棒埋植到非优势上臂内侧，通过孕激素的持续缓慢释放抑制排卵，从而起到避孕的作用。

　　避孕的效率也比较高，一年的累积失败率不到 0.05%。皮下埋植持续释放的孕激素也有助于减少月经量，缓解痛经，因此也用于子宫内膜异位症的治疗。

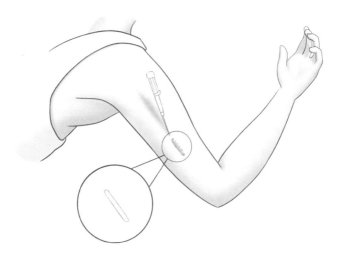

皮下埋植

皮下埋植第一年容易出现月经紊乱、月经量减少的情况，有接近 50% 的人会出现不规则阴道出血和月经延长，但这样的情况在 1 年以后会减少。如果植入后闭经 6 个月以上，应考虑取出。个别人可能会出现局部出血、感染。

以下情况不适合使用皮下埋植的避孕方法：已经明确怀孕；希望月经规律；非行经期或者性生活之后阴道出血；有心血管疾病史；有血栓；有肝脏疾病；有偏头痛；有乳腺癌病史；有糖尿病并发症；有肝硬化或者肝肿瘤；有骨质疏松风险。

可持续作用 3 ～ 5 年。

杀精剂

可以通过在阴道内局部使用胶、泡沫、栓剂等各类杀精剂来避孕，但该方法不方便，使用者不多。

选择避孕的方法，要根据年龄、疾病情况、近期有无生育需求来综合考虑。计划短期不要小孩的，可以选择避孕套等屏障避孕法或者口服避孕药。而计划长期不要小孩的，可以考虑用避孕环、皮下埋植或者长效避孕针。若是产后哺乳，就不适合口服避孕药，可以用其他避孕方法。若有子宫内膜异位症、子宫腺肌病或者痛经等，使用曼月乐或者口服避孕药也可以。

目前尚无男性使用的完全可逆的避孕方法。绝育术有男性输精管结扎、女性输卵管结扎或者堵塞法。但是这些绝育方法的问题是，一旦有生育的要求，需要再次手术来恢复生育的功能，但未必可以保证100%成功。

近年来，有研究发现卵巢癌起源和输卵管有关，因此如果没有生育要求，我们建议用切除两侧输卵管的方法来取代传统的输卵管结扎的方式，这样可以减少卵巢癌的发生机会。当然，切除输卵管

小贴士

无痛人流：就是在人工流产手术的基础上，加上静脉全身麻醉，手术中没有痛感。无痛人流手术受到很多因素的影响，需要进行术前术后休养，才能防止意外的发生。因此，进行无痛人流手术必须选择正规的医院。

以后，想要生育的话，可以采用试管婴儿的方式。

避孕是一个全民话题，相关的教育应该从未成年人就开始。也希望所有朋友都重视起来，进而避免痛苦和不必要的损伤，也避免被一些不良机构蒙骗。

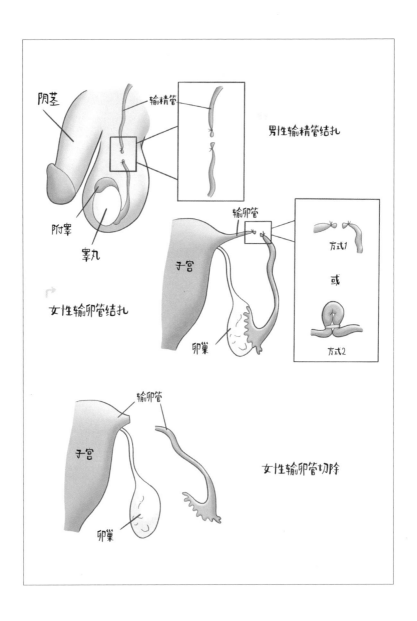

阴茎

输精管

男性输精管结扎

附睾

睾丸

输卵管

方式1

或

子宫

女性输卵管结扎

卵巢

方式2

输卵管

子宫

女性输卵管切除

卵巢

阴道重建：
石女的治疗方法

石女是先天性无阴道患者的俗称。

部分患者在正常的阴道口位置只有一个浅窝，常伴有先天性无子宫，没有生育功能。

目前尚未找到其基因方面的问题。胎儿的子宫、阴道在孕 6 周左右的时候，由一个中肾旁管的胚胎结构双侧融合形成，若是在这个过程中有外界因素的影响，就可能出现发育问题。患者的卵巢功能通常没有问题，雌激素分泌正常，乳房、阴毛正常。部分患者可能会有一侧肾脏发育不全、听力障碍或者心脏问题。

目前，对于先天性无阴道或先天性无子宫患者，医学还没有办法解决其生育问题，代孕或者子宫移植或许是以后的一个发展方向。但是代孕在国内是非法的，子宫移植仍然处于研究阶段。医学大概也就是可以通过再造一个阴道解决性生活问题。

对于在青少年时期就出现周期性下腹痛的患者，手术时间应选择在青春期。我们也在尝试打通子宫和阴道，促使月经出现，但是

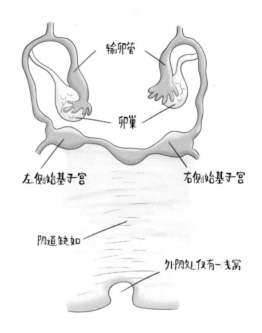

长远来看，宫颈口容易反复堵住，从而导致各种问题，且生育的机会并不大。

对于没有周期性下腹痛和子宫的患者，一般是选择在成年后、性生活开始之前重建一个阴道，但还不能移植子宫、解决生育问题。重建阴道，有不同的方法。最为简单的方法就是顶压法，用一个软模具在浅窝的地方进行顶压，可以形成一个人工阴道。这种方法不需要额外的手术，损伤也较小。我已经用此方法治疗过 100 多个病例，仅见过 1 例患者在顶压过程中出现尖锐损伤的情况，停用 1 周后即好转，约 2/3 患者都可以治疗成功。这个方法贵在坚持，患者在刚刚开

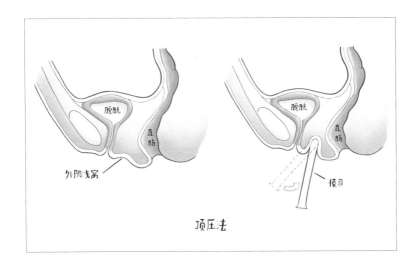

膀胱

直肠

外阴戋窝

膀胱

直肠

模具

顶压法

始顶压的时候可能会疼痛，可以用些止痛药来缓解疼痛，一般 2 周之后，疼痛就不明显了。形成一个深 6 厘米以上的人工阴道以后，就可以尝试性生活了，性生活也有助于人工阴道的继续延伸。这种方法简单、便宜、安全、快速，目前是该疾病的首选治疗方法。

若是顶压失败，可以考虑阴道成形术，手术的目的不仅仅是要创造一个人工阴道，更重要的是维持阴道黏膜。人工阴道是借外力形成的，所以特别容易塌陷，如果长期不用，也会逐渐缩短。阴道成形术较简单，需要在阴道的表面覆盖不同的材料，比如羊膜、生物补片、口腔黏膜、皮肤、腹膜、肠管，从减小损伤的角度考虑，我个人倾向于采用生物补片或者口腔黏膜。若采用腹膜，就需要将腹腔内的黏膜下拉，因此需要进行腹腔镜手术，肚子上会遗留瘢痕。

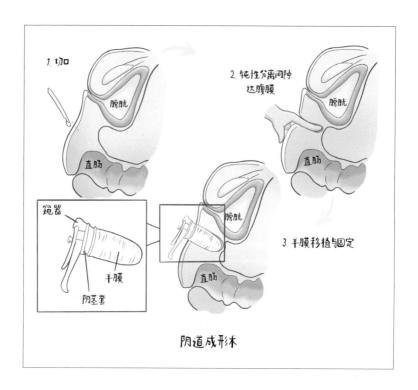

1. 切口

膀胱

直肠

2. 钝性分离间隙
达腹膜

膀胱

直肠

窥器

半膜

阴茎套

膀胱

直肠

3. 半膜移植与固定

阴道成形术

若采用皮肤，移植之后的阴道没有黏液分泌，较为干涩。国内也有不少医生采用肠管，但是我个人不太推荐，因为需要切除一段肠管，创伤较大，并且这样形成的阴道较为宽松。

小贴士

中肾旁管：在女性胎儿中，其头段与腹腔相通，形成输卵管部，中段和下段合并形成子宫及阴道上段。在男性胎儿中则完全退化。

6 阴道、盆腔和子宫

不要被过度治疗

阴道里竟然有这么多菌

阴道环境

　　拿着小镜子，自己照一下，外阴的形状如鲍鱼，由阴阜、大阴唇、小阴唇、阴蒂、前庭（阴道口、前庭球、前庭大腺、尿道外

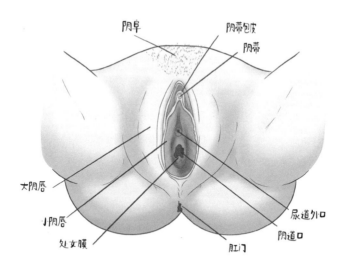

口）组成。

　　阴道是女性内生殖器的主要组成部分之一，它和子宫、输卵管、卵巢组成了内生殖器。阴道壁自内向外由黏膜层、肌层和纤维层构成。黏膜层由复层扁平上皮覆盖，无腺体，淡红色，有许多横行皱褶，有较大伸展性，受性激素影响，有周期性变化。

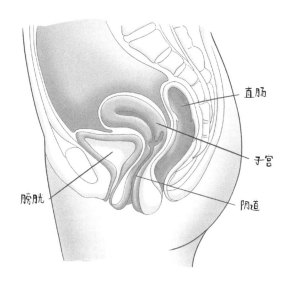

阴道内正常的微生物群

　　正常阴道内有病原体寄居，它们形成正常的微生物群。

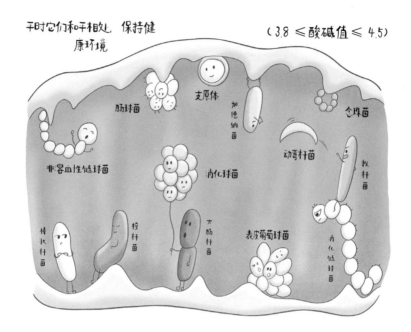

平时它们和平相处，保持健康环境

（3.8 ≤ 酸碱值 ≤ 4.5）

肠球菌
支原体
加德纳菌
念珠菌
非溶血性链球菌
消化球菌
动弯杆菌
拟杆菌
棒状杆菌
梭杆菌
大肠杆菌
表皮葡萄球菌
消化链球菌

好人

阴道中的和平小天使——乳杆菌。

打酱油的人以及坏人

阴道微生物群包括棒状杆菌、非溶血性链球菌、肠球菌、表皮葡萄球菌、加德纳菌、大肠杆菌、消化球菌、消化链球菌、拟杆菌、动弯杆菌、梭杆菌、支原体和念珠菌等。

如果菌有星座，它一定是个双子座。因为菌是双相的，有酵母相（善良）和菌丝相（邪恶）。当你身体很好，白念珠菌呈现的是善良的酵母相，并不引起症状。当全身及阴道局部免疫功能下降时，白念珠菌开始大量繁殖，并转变为邪恶的菌丝相，引起症状。

阴道生态系统如何维持平衡

作用机制

1. 乳杆菌、雌激素和阴道酸性环境起重要作用。

2. 雌激素使阴道上皮增生变厚，并增加细胞内糖原含量，阴道上皮将糖原分解为单糖，乳杆菌将单糖转化为乳酸，维持阴道正常的酸性环境（3.8 ≤酸碱值≤ 4.5），从而抑制其他病原体生长，这就是阴道自净作用。

3. 健康的菌群应该以乳杆菌为优势菌，它维持酸性环境，产生的过氧化氢及其他抗微生物因子可以抑制或杀灭其他细菌。

影响因素

1. 随着年龄增大，雌激素水平降低（萎缩性阴道炎）。

2. 频繁性交，阴道酸碱值升高（性交后阴道酸碱值可上升至7.2并维持 6 ～ 8 小时）。

3. 阴道冲洗影响乳杆菌生长。

4. 抗生素抑制乳杆菌生长，尽量远离抗生素。

5. 糖尿病患者阴道上皮细胞中的糖原含量增高，阴道内正常的酸碱平衡被破坏，也容易导致致病菌的生长，从而引发阴道炎。

6. 女性朋友在注意阴道卫生的同时，也要注意肛门的卫生，小心细菌串门啊！

7. 不要为了展现曼妙的曲线而穿过紧的衣服，这样对我们的身体十分不利呢！

8. 谨记：外衣与内衣分开清洗，尽量手洗，避免细菌滋生！

9. 大家一定要定期检查自己的室内环境，防止霉菌产生！

10. 性生活简单一些，不要太勤奋哟！

当你发现阴道瘙痒、分泌物多且气味异常时，你应该去医院进行妇科检查而不是上网搜索。医生只有对你的症状进行评估并检查阴道分泌物的酸碱值和病原体后，才能正确判断你有何种炎症，如何对症治疗。

注意：切忌有病上网查，只会自己害自己！

小贴士

滴虫：一种极微小、有鞭毛的原虫，肉眼无法看到，须在显微镜下观察。滴虫会吞噬阴道上皮细胞的糖原，阻碍乳酸生成，使酸碱值升高。

盆腔积液:
没有症状就不用太担心

很多人在做常规妇科检查的时候发现自己有盆腔积液,但也没有任何不适的症状。她们通常被医生建议进行抗生素治疗,这是过度治疗的一个典型案例。

盆腔是腹腔内最低处,所以腹腔内渗出的液体都有可能出现在盆腔内。盆腔积液有可能是生理性的,有可能是病理性的,单纯的盆腔积液并不需要太在意。

小贴士

盆腔:包括生殖器官(子宫、输卵管、卵巢)、盆腔腹膜和子宫周围的结缔组织。

盆腔炎：
治疗要分急性、慢性

说到盆腔炎，很多人深受其扰，苦不堪言。治疗它，先要区分急性和慢性。

急性盆腔炎，一般有发热、腹痛、白带增多等症状，比较容易诊断，主要是用抗生素治疗。让大多数人更苦恼的是慢性盆腔炎或者附件炎。

诊断盆腔炎、附件炎没有特异的方法，局部按压有点疼痛，往往就诊断为盆腔炎。但我个人认为，这是不准确的。可目前也没有更好的诊断方法。

超声检查发现输卵管、卵巢有积液，可能提示慢性炎症，但是没有症状也就不需要特殊处理，除非有生育的要求。

> **小贴士**
>
> 盆腔炎：指女性内生殖器及其周围的结缔组织和盆腔腹膜的炎症。包括子宫内膜炎、输卵管炎、盆腔腹膜炎等，可局限于一个部位或几个部位。

因此，我通常会结合超声检查和查体的情况进行问诊，盆腔炎往往会有腹部下坠的感觉，如果局部有压痛，就诊断为盆腔炎。当然，子宫内膜异位症以及邻近脏器和尿路的问题，也会混淆诊断。

慢性盆腔炎用抗生素治疗的效果不好，通常情况下我会建议患者采取中医配合理疗的方式来治疗。在中医方面，最好是找一些有经验的医师配制口服汤药来治疗，而理疗一般需要持续 1～2 周。

子宫内膜息肉：
27%可以自然消退

　　子宫内膜息肉是一种常见的妇科疾病，通常是在妇科检查的时候被发现，因为大部分患者没有任何不适症状。有 68% 左右的患者可能会发生异常阴道出血，并且出血的形式不一，比如月经量过多、不规则阴道出血、性生活后阴道出血或者非行经期阴道出血。

息肉

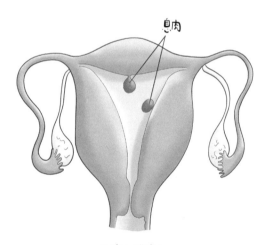

子宫内膜息肉

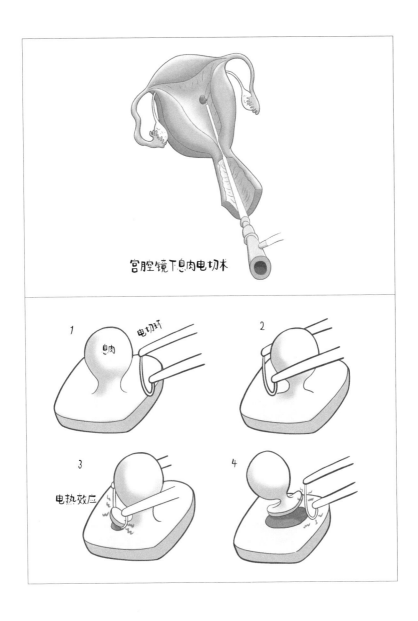

宫腔镜下息肉电切术

1 息肉 电切环

2

3 电热效应

4

绝经后阴道出血的情况中也有 1/4 左右是息肉导致的，有 1/4 患者可能会有宫颈息肉。

子宫内膜息肉的病因目前还不太确定，可能是一个多基因疾病，和雌激素、孕激素都有关。有的乳腺癌患者使用他莫昔芬也容易出现息肉。

据调查统计，子宫内膜息肉的发生率在 7.8% ～ 34.9%，年龄越大，发生率越高；绝经后发病率升高。

子宫内膜息肉是否需要处理，应根据患者的症状、恶变的风险、是否不孕以及医院的条件来进行综合决策。有 27% 的子宫内膜息肉经过 1 年的观察，可以自然消退。通常而言，1 厘米以下的小息肉容易消退，且恶变的机会不大，因此可以选择保守观察。

有研究提示，经过孕激素治疗后，子宫内膜息肉自然消失的机会更大，但需要考虑长期服用激素的不良反应。曼月乐可以降低息肉的发生概率，但是这一点目前仍然处于研究中。

在子宫内膜息肉治疗方面，已经不推荐盲刮，而是建议进行宫腔镜手术。宫腔镜手术不仅可以检查宫腔内的情况，也可以同时切除息肉。

小贴士

息肉：通常指人体黏膜表面长出的多余肿物。

息肉合并不孕，是手术切除子宫内膜息肉的一个指征。手术可以改善妊娠结局，术后妊娠率可以达 43% ～ 80%。

子宫内膜息肉术后复发是一个少见的现象，国外研究显示，9年复发率在 3.7%，需要再次手术干预的较少。

总之，子宫内膜息肉是否需要手术，应根据患者的症状、息肉大小、是否有恶变的可能、是否影响生育来综合决定。如果需要手术，宫腔镜下切除息肉是一个可以考虑的方式。

子宫托:
治疗盆腔脏器脱垂不用动手术

　　子宫托是美国妇产科学院推荐的盆腔器官脱垂的治疗方法,是目前唯一被认可的非手术治疗法。大约 75% 患者可以选择子宫托,不必考虑病情的严重程度和突出物的大小。

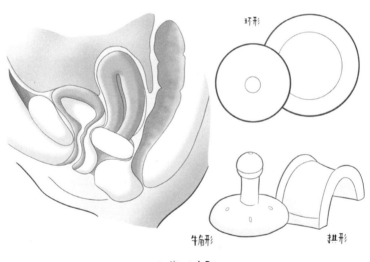

子宫托类型

子宫托的适应证和禁忌证

适应证：

各种程度和类型的盆腔脏器脱垂，术前评估和准备，如术前判断手术能否成功缓解尿路梗阻症状。

严重脱垂导致的阴道壁受损。

阴道壁的改善。

盆腔脏器脱垂非特异性症状的病因诊断。

禁忌证：

阴道炎。

急性盆腔炎。

严重溃疡。

组织严重萎缩。

如有上述情况，请向临床医生寻求帮助，治愈后再放置子宫托。

环形子宫托

放置：

对折，仅润滑末端。

向上向后放入。

一旦放入阴道即自动打开。

倾斜置于后穹隆与耻骨后间隙。

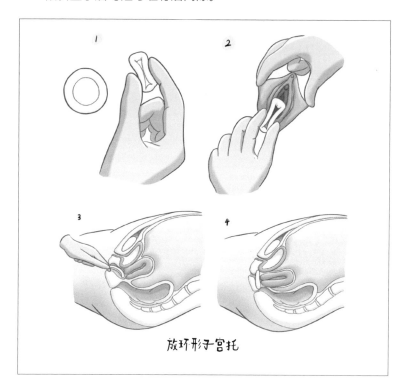

放环形子宫托

取出：

触及凹口处拉出。松弛的漏斗形出口易挤出。

如果从环中脱垂，就使用带有支持膜的子宫托。它适用于各种程度的脱垂，侵蚀性小，一般不会导致分泌物大量增多，不需要经常检查，易于放取，可缓解尿失禁。

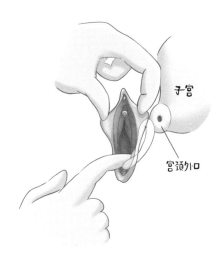

子宫

宫颈外口

取环形子宫托

牛角形子宫托

放置：

下推会阴，分开阴唇。

侧边放入，螺旋向上。

上推至宫颈，位于其后，挤出圆盘后部的空气，使圆盘吸附于阴道顶端。

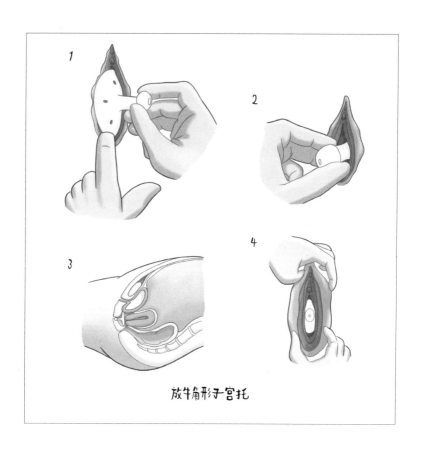

放牛角形子宫托

取出：

抓住把部拉至阴道口。

轻轻晃动把部，破坏圆盘的吸力。

分开阴唇，使底盘平行于阴道口。

下压会阴取出。

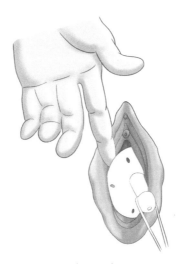

取牛角形子宫托

对重度脱垂效果较好。提供强有力的支持。适用于出口支持组织较差者。取出不方便。

子宫托的特点

作用：

机械支持，纠正盆腔器官位置失常。

减轻盆底组织紧张度，从而减少损伤，改善组织血液循环，促进肌肉恢复。

意义：

免除手术。

延迟手术。

为手术做准备。

评估手术效果。

发现存在的问题。

缺点：

不能从根本上缓解子宫脱垂。

较为麻烦。

子宫托并发症的预防

规律地摘戴子宫托。

掌握正确佩戴和取出子宫托的方法。

评估患者或护理人员的认知能力和动手能力。

粗环形子宫托每 2 周取出一次，牛角形子宫托每周取出一次，浸泡在凉开水中，第二天早晨佩戴。

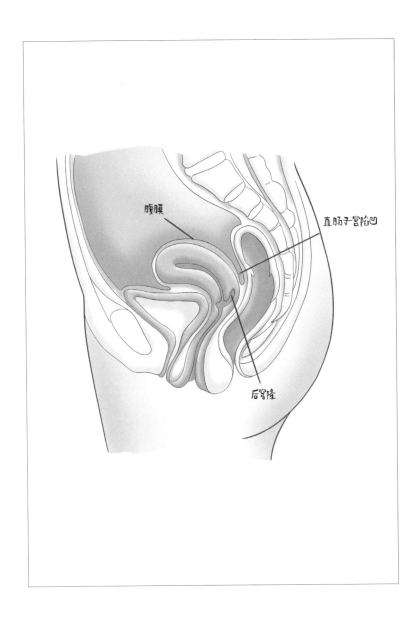

腹膜

直肠子宫陷凹

后穹隆

雌激素的应用

绝经女性阴道局部涂抹雌激素，通过增加阴道组织厚度、改善阴道内环境，减少阴道溃疡和黏膜磨损的发生。

定期随访

第 1 年 3 个月随访一次，之后 6 个月一次，也有研究认为，应半年甚至 1 年随访一次。

随访内容：有无阴道出血或分泌物异常，有无阴道溃疡或结节，每年进行宫颈液基薄层细胞学检查（TCT 检查），必要时进行病理检查。

小贴士

后穹隆：阴道穹分为互相连通的前部、后部和侧部，阴道后穹隆的后上方为直肠子宫陷凹，两者间仅隔着阴道后壁和覆盖其上的腹膜。

子宫肌瘤：
是做手术还是带瘤怀孕？

"医生，我得子宫肌瘤几年了，它现在 7 厘米了，我准备生育，该手术还是观察？"我在门诊中经常遇到这样的问题，有些医生建议手术，有些医生建议带瘤怀孕。不少子宫肌瘤发生在年轻人中，它是育龄期的常见疾病，因此有不少患者需要面对生育的问题。如果是有症状的肌瘤，比如月经量过多、贫血或者有压迫症状，不管是否计划妊娠，都需要处理。

面对这样的情况应该怎么办？我需要阐述一个临床思维的问题，现代日渐强调循证医学的概念，就是需要为疾病的治疗找到一个对比研究的结果。针对一类人群设计一个临床研究，比如将同样有 5 厘米肌壁间肌瘤的 1000 个患者进行随机分组（注意：是通过类似掷骰子的方法而不是医生或者患者的意见来分组），一半患者带瘤怀孕，一半患者做手术。5 年以后，看到底哪一组生育的孩子更多。

当然，一个研究往往不够，需要在不同的地方、针对不同的人群做研究，这样就可以把所有的研究结果汇总，从而得出一个荟萃分析的结论。一旦有这样的结论，问题就有了确切的答案。

遗憾的是，目前没有这样的研究结果！现实中，大多数患者会问有没有这样的随机对照研究结果，而一旦被问是否愿意参与随机分组研究的时候，都表示不愿意。其实这不是小白鼠实验，在一个问题的答案出现之前，参与研究也是对其他人的帮助，美国国立综合癌症网络（NCCN）肿瘤指南就把参与临床研究当成一种治疗措施。

在没有随机对照研究的情况下，医生可以做的就是告诉患者已知治疗方案的利弊。然后医生和患者共同探讨治疗方案，或者医生根据经验来决策。当然，这样的处理方式未必是最好的，因为无论是医生还是患者，都不知道真理在哪里。

当我们真正面对这个问题并需要做出抉择的时候，要先讨论没有症状的子宫肌瘤该如何处理。从过去的研究结果来看，患有子宫肌瘤的人和没有子宫肌瘤的人相比，发生自然流产的概率要高些，临床妊娠率、活产率、胚胎种植率大多较低，但是早产的概率没有区别。

肌瘤处于不同部位也会有不同影响，黏膜下肌瘤会影响到临床妊娠率、胚胎种植率、活产率。手术切除黏膜下肌瘤以后，上述指标都可以得到明显的改善。

不影响宫腔形态的子宫肌瘤对临床妊娠率和早产发生率没有影响，但增加自然流产率。

肌壁间肌瘤对妊娠会产生不良影响，使自然流产率增加，胚胎种植率和临床妊娠率都减小。既然如此，那么很多人肯定想知道，做了手术后情况是否会改善。从目前的少数回顾性研究结论来看，手术获益不大，并没有减小自然流产率。但是这种结论不是出自高质量的前瞻性研究，因此不太可靠。

对于外凸的浆膜下肌瘤，如果没有症状，可以尝试带瘤妊娠。

无论是有哪种部位的肌瘤，如果备孕 1 年以上未能成功，也可以考虑通过宫腔镜或腹腔镜手术将子宫肌瘤剔除，同时检查宫腔形态和输卵管的情况，然后再尝试怀孕。如果有不良孕产史，比如在孕中期发生了流产或者早产，也可以考虑在下次怀孕前处理肌瘤。子宫肌瘤是激素依赖性疾病，只要月经来，就有可能复发。所以若是没有症状，目前也没有生育计划，就不必着急手术，在计划怀孕前 1 年左右再进行评估。若是太早手术处理，过若干年也没有生育且复发了，二次处理肌瘤会比较麻烦。研究发现，对于孕早期流产的情况，剔除肌瘤并不能减小下次发生流产的概率，因为孕早期流产主要是由于胚胎本身的质量不够好。

目前，对于无症状的子宫肌瘤，通常是先进行阴道超声或者磁共振成像检查，了解子宫肌瘤的类型。如果是 1 型、2 型肌瘤，通常考虑在宫腔镜下手术处理；如果是 6 型、7 型、8 型肌瘤，可以考虑观察并带瘤妊娠；对于 3 型、4 型、5 型肌瘤，如果小于 4 厘米，尝试带瘤妊娠，如果大于 4 厘米，患者在了解带瘤妊娠和治疗

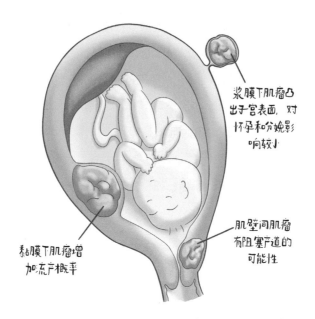

浆膜下肌瘤凸出子宫表面，对怀孕和分娩影响较小

肌壁间肌瘤有阻塞产道的可能性

黏膜下肌瘤增加流产概率

的利弊后，可以尝试参与临床试验。

　　如果妊娠期患子宫肌瘤，不做处理会不会造成什么并发症呢？从过去的研究来看，大概有 10% ~ 30% 子宫肌瘤患者在孕期发生各种问题。有些患者在妊娠期出现压迫症状、尿频或者尿潴留；有 5% ~ 15% 患者在孕期由于子宫肌瘤发生红色变性而疼痛，在保守

小贴士

子宫肌瘤红色变性：子宫肌瘤急剧增大时，血管栓塞导致组织坏死，子宫肌瘤内发生出血，血红蛋白渗入组织中，将其染为红色。多见于妊娠中期。

治疗后大多可以得到缓解，并维持足月妊娠。另外，黏膜下肌瘤可能会压迫宫腔，导致胎儿头部畸形、斜颈等。我们建议一定要手术处理，这不仅可以改善宫腔环境，减小流产率，增加活产率，而且可以减小胎儿畸形的发生率。

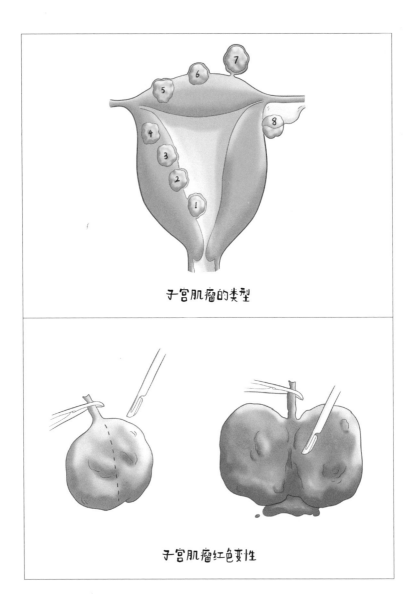

子宫肌瘤的类型

子宫肌瘤红色变性

子宫肌瘤恶变是一个小概率事件

我在门诊接触过很多子宫肌瘤患者，她们最关注的是子宫肌瘤恶变的问题。首先说明一点，恶变是子宫肌瘤的病理诊断，进行病理检查之前很难鉴别良性、恶性。

子宫肌瘤在临床上是一个常见病，据国内的调查统计，10% ～ 30% 的女性有子宫肌瘤；而国外的调查显示，50 岁左右的黑人女性中子宫肌瘤的发生率高达 70%。

以前的文献显示，子宫肌瘤恶变为肉瘤的概率在 0.5%，根据我的临床经验，实际比例可能要比这个数据更低。

那么，在临床上何时要考虑子宫肉瘤的可能性呢？

子宫肉瘤一般是在年龄比较大的患者身上发生，过去统计的平均年龄在 48 岁，而子宫肌瘤常见于 30 ～ 50 岁患者。

很多人问：子宫肌瘤生长得快，是否就意味着恶变呢？回答问题之前，需要了解一般情况下子宫肌瘤的生长规律。据统计，子宫肌瘤每年平均生长约 1.2 厘米，有些患者可能一年一点也不长，有些患者可能长得快。子宫肌瘤的生长速度并不能绝对说明恶变的情况。

那么，有什么办法来了解子宫肌瘤是否恶变呢？2002年，日本研究者做了一项影响业界的研究，相关文章发表在《国际妇科肿瘤》杂志上。他们采用了磁共振延迟增强成像技术，结合乳酸脱氢酶（LDH3）检查，发现子宫肉瘤患者都有延迟增强的影像，乳酸脱氢酶都升高；而32例子宫肌瘤良性病变患者中仅有4例出现延迟增强的影像。这个研究提示，联合采用磁共振延迟增强成像和乳酸脱氢酶检测，将有助于鉴别子宫肉瘤和子宫肌瘤的良性变性。

当然，这个研究的样本还不太大，结论是否可以在更多的人群中重现，需要更多资料的验证，但是该研究对于临床已经非常有价值。

小贴士

子宫肉瘤：是一组起源于子宫平滑肌组织、子宫内膜间质、子宫内组织或子宫外组织的恶性肿瘤。因早期无特异症状，故术前诊断率仅为30% ～ 39%。

子宫肌瘤剔除手术能不做就不做

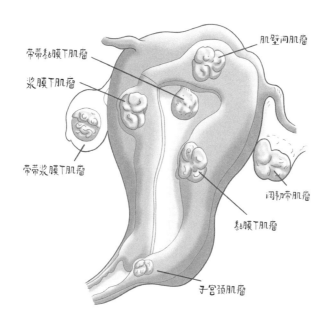

带蒂黏膜下肌瘤

浆膜下肌瘤

带蒂浆膜下肌瘤

肌壁间肌瘤

阔韧带肌瘤

黏膜下肌瘤

子宫颈肌瘤

　　如果子宫肌瘤小且没有什么症状，完全可以先观察。如果有症状，则建议手术处理，目前子宫肌瘤的处理方式大概分为宫腔镜手术、腹腔镜手术、开腹手术、聚焦超声治疗、动脉栓塞治疗等几种。

手术可以切除子宫或者肌瘤，具体采用哪一种方式，要看患者的生育需求、年龄以及对子宫保留的态度。一般情况下，如果肌瘤数量很多，又没有生育需求，会采用子宫切除术，避免复发以后再次手术的麻烦。是否采用腹腔镜手术，则要根据医院的条件、医生的经验来综合考虑。

宫腔镜手术适合黏膜下肌瘤，没有腹壁切口，术后恢复也比较快。但是宫腔镜下肌瘤切除术对于医生的技术和医院的设备条件要求比较高，有些肌瘤过大或者比较靠近子宫壁，就不太适合宫腔镜手术。

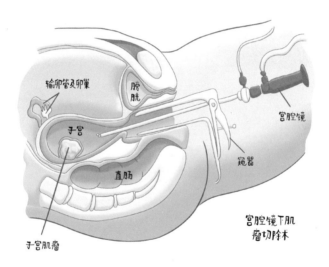

肌壁间肌瘤或浆膜下肌瘤目前常采用开腹手术和腹腔镜手术。开腹手术几乎适用于所有患者，其优点是手术过程中医生有手指的触觉，减少肌瘤遗漏的机会，缝合也比较好控制。其缺点是伤口相对比较大（切口根据肌瘤的大小、部位、数量等来定，一般而言要在 6～10 厘米），疼痛，恢复也比较慢。

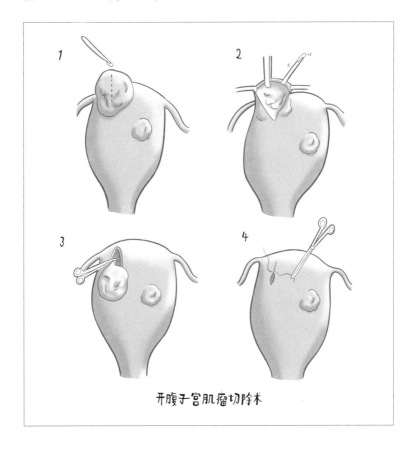

开腹子宫肌瘤切除术

腹腔镜手术在最近 30 多年比较普遍，除了小的黏膜下肌瘤和肌瘤较多的情况，几乎适合其他所有情况。腹腔镜手术一般采用腹部的显微切口（切口一般 3～4 个，长度一般为 0.3～1.5 厘米；也有人尝试用单孔，就是只在脐部做一个切口）。其优点是微创，疼痛轻，恢复得快；缺点是对医生的缝合技术要求相对比较高。一般若是肌瘤数量过多（有人说 5 个以上，有人说 10 个以上）或者过大（10 厘米以上），选择其他手术方式的可能性更大。

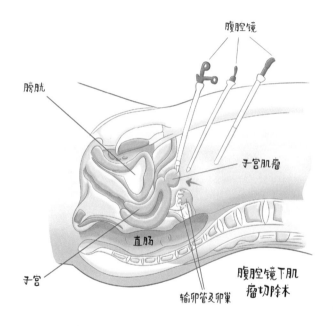

聚焦超声技术可以让肌瘤失去血供进而萎缩，避免手术的相关创伤，没有手术粘连的风险，恢复也比较快，但是肌瘤残留复发的机会比手术要大。目前接受聚焦超声治疗后妊娠的病例还不多，难以形成子宫破裂或者妊娠结局不良的大样本研究结论。

通过子宫动脉栓塞治疗子宫肌瘤，是在大腿根部插入一根小的导管，然后将栓塞剂输入供应子宫肌瘤的动脉上。此方法也是微创，只需要做一个 0.5 厘米的小切口即可完成手术，在美国也是一

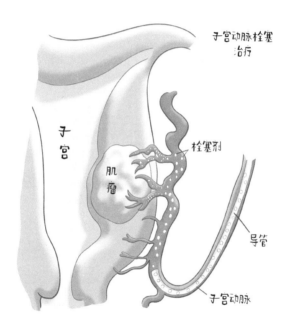

个比较常见的选择。手术以后大多数患者可以控制症状，2 年的效果也和聚焦超声治疗差不多，20% 的患者需要再次治疗，5% 的患者有卵巢功能衰竭的风险。但是研究提示，动脉栓塞治疗后的受孕概率仅为手术治疗的一半，因此它不作为孕前子宫肌瘤的治疗措施。

子宫肌瘤剔除术后容易出现粘连的情况，这是由手术部位的特性决定的。虽然目前有些措施可以减少粘连发生，但是 1/5 患者在手术后仍会出现不同程度的粘连。

子宫周围的脏器如肠管、膀胱、大网膜会粘连在子宫的创面上，如果不再次手术，这些粘连一般没有什么风险。但是，这些粘连会对再次手术造成不利的影响，增加副损伤的概率，进而导致更多的术后问题。

因此，如果子宫肌瘤不大，能不手术，应该尽量不手术；如果需要切除子宫，也不要勉强保留子宫，要考虑到下次手术可能存在的困难。子宫切除术后一般也会有粘连，但是不像肌瘤剔除术后那样严重。

小贴士

大网膜：属于腹膜的一种，是连接胃大弯至横结肠的双层腹膜。两层腹膜间常有血管、神经和淋巴管。

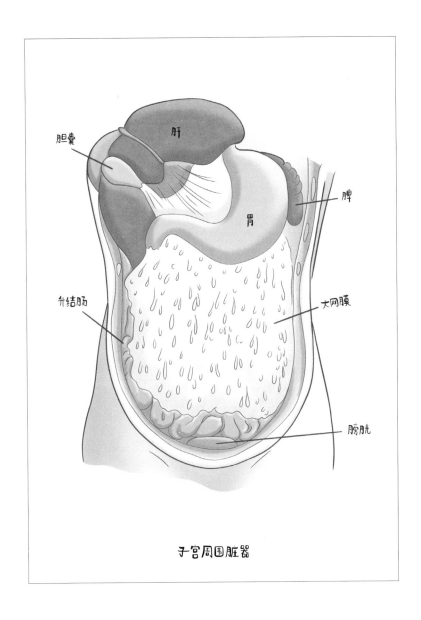

胆囊

肝

脾

胃

升结肠

大网膜

膀胱

子宫周围脏器

特殊的子宫肌瘤与肾癌风险

有一类特殊的子宫肌瘤和延胡索酸酶基因突变有关。

这类患者往往容易发生肾癌，临床上称之为遗传性肌瘤病及肾细胞癌综合征。他们往往年轻（平均为 25 岁）时就出现了子宫肌瘤，在 40 岁之前切除了子宫或因为子宫肌瘤而反复手术。

病理检查会提示细胞核增多，核仁显著、呈嗜酸性，核仁周围有空区等，不过缺乏经验的病理科医生可能会忽略这些。

75% 的患者会出现一些皮下肌瘤结节，呈现肉色、红棕色，冷、热或触摸引发痛感。

82% 的患者会最终发展为乳头状肾细胞癌，它的平均发病年龄在 42 岁，这一肾脏肿瘤的恶性程度较高，中位生存期仅为 18 个月。

为了防治这种肾脏肿瘤，建议每年进行超声或磁共振成像监测，以便早发现、早处理。进行基因测序可以确诊这一疾病。

如果你有子宫肌瘤家族史，要尽可能告知医生；如果你有皮下

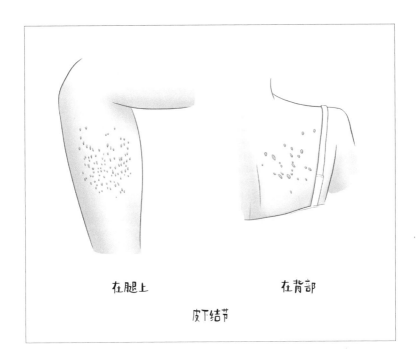

在腿上   在背部

皮下结节

结节，也尽可能在查体的时候提醒医生。

遗传性肌瘤病及肾细胞癌综合征患者即便确诊，一般也采用常规的子宫肌瘤处理方案。只不过这类患者由于发病年龄较早，容易出现复发的问题，如果没有生育需求，以切除子宫为宜。

打破误区：
切除子宫不会变成男人

　　当医生建议患者切除子宫时，很多患者会犯难，不知道该怎么做。"我切除了子宫，是不是就变成男人了？""不是。"

　　雌激素主要是由卵巢分泌的，即使患者由于一些疾病不得不切

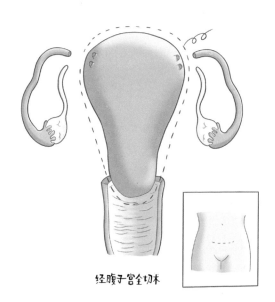

经腹子宫全切术

除卵巢，术后也可以采用激素替代治疗。

　　要不要切除子宫，通常需要考虑疾病的特征。如果子宫上有 1 ～ 2 个肌瘤，肌瘤剔除后复发概率不大，那剔除肌瘤、保留子宫是首选。

　　若有很多肌瘤且没有生育需求，复发概率几乎是 100%，那么就没有必要保留子宫——第二次手术通常会由于第一次手术中的粘连问题而出现风险。如果年纪轻，有生育需求，不推荐子宫切除，除非是恶性肌瘤。我曾经给一个患者剔除 498 个肌瘤，所以再难也可以想办法。如果接近围绝经期，肌瘤大，甚至不排除恶变的可能，子宫切除就是一个正确的选择。和肌瘤剔除手术相比，子宫切除手术对于改善生活质量可能会更有效果。

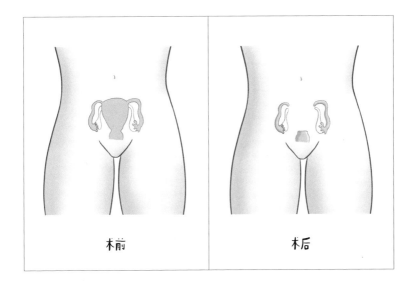

术前　　　　　　　　　　　术后

网络上有些观点夸大了子宫切除的负面作用，说子宫切除术会损害身体，造成残疾之类。其实，要具体问题具体分析。在必要的时候，子宫切除是解决子宫肌瘤最为彻底的手术方式。

小贴士

性激素：是性腺分泌的一类甾体激素，具有促进性器官成熟、副性征发育及维持性功能等作用，包括雌激素、孕激素和雄激素。

子宫肌瘤患者的饮食

很多患者都会关心：患子宫肌瘤，饮食上有什么要注意的吗？想要知道这个问题的答案，先要了解子宫肌瘤的病因。目前只知道它与雌激素有关。一般绝经以后，雌激素水平下降，子宫肌瘤会慢慢萎缩。

孕早期由于雌激素过多，往往会出现子宫肌瘤。所幸一般食物并不富含雌激素。病患中流行的一个说法是：不能喝豆浆，不能吃豆腐，因为这些食品富含植物雌激素。但是植物雌激素本质上不是雌激素，目前尚无证据证明经常食用豆腐、豆浆和子宫肌瘤的生长有相关性。

其实，被证实和子宫肌瘤有相关性的食物是红肉和酒精。红肉

小贴士

植物雌激素：植物中具有弱雌激素作用的天然化合物。具有类似动物雌激素的生物活性。虽然被称为植物雌激素，但它本身不是激素。

是相对于白肉而言的。红肉主要是指红色的肉，如猪肉、牛肉、羊肉，白肉是指白色的肉，如鸡肉、鸭肉、鱼肉。当然，并非红肉和酒精一点都不能沾，而是不能过量，少吃为宜。

妇科手术后常见问题解答

可能有什么不适?

手术以后短期内是一个比较难受的阶段,伤口、盆腔会疼痛,疼痛的程度因人而异,疼痛的性质也因手术方式的不同而有所不同。腹腔镜手术伤口一般不大,疼痛会轻些;子宫或者卵巢手术以后,盆腔的腹膜上仍然会有创面,所以腹部仍然会有点疼痛,一般休息后都会缓解。腹腔镜手术中会向腹腔内充二氧化碳气体,这些气体会在术后导致腹膜及膈肌受到刺激,表现为腹痛和肩膀部位疼痛,疼痛持续的时间也因人而异。

术后比较多见的是麻醉药导致的恶心、呕吐反应,程度也因人而异,一般会随着麻醉药的代谢而缓解。若是反应严重,也可以服用一些镇吐药。

尿管需要保留多久？

一般情况下，尿管需要保留到术后第二天早晨。有些手术比较简单，也可以在术后 2 小时内拔除尿管。若是阴道内填塞了纱布，就需要把纱布取出后再拔尿管。若是开腹手术，由于硬膜外管内有止痛药，一般需要保留尿管 24 小时。

引流管要保留多久？

引流管的作用是把肚子里面残留的血引出来，不让其积聚在体内导致发热。一般情况下，引流量少了，体温正常了，就可以拔出引流管了。引流管是用一根线固定的，拔的时候会感觉有点不适。如果是阴道引流管，医生需要用力拉一下。拔管以后，若是创面渗血，一般加压包扎一下就好。若是渗血或渗液较多，也可能需要局部缝合一下。若是体内有吻合口，那么一般需要在吻合口通畅以后拔除引流管。

排气有什么注意事项？

开腹手术后 2 ～ 3 天排气，腹腔镜手术后 1 ～ 2 天就可以排气。

若是没有特殊情况，不必等排气以后再进食。患者可以尽早恢复正常的饮食。腹腔镜手术 6 小时后就可以进半流食，2 天后由半流食逐渐过渡到普食，进食情况根据身体反应适当调整。开腹手术恢复慢些，术后当天不能进食，术后第 2 天进流食，再逐渐过渡到半流食和普食。

发热正常吗？

术后 1 周内低热是正常的现象，尤其在下午和晚上容易出现，一般腋温不会超过 38.5℃，通常和盆腔内的血块吸收有关。

需要住院多久？

通常情况下，微创手术只需要住院 1 天。有些宫腔镜手术当天可以出院。腹腔镜手术通常可在第 2 天出院。开腹手术相对来说住院时间长些，一般也就是 3 天，恢复得差不多就可以出院。

活动时有什么需要注意？

术后当天，若是情况允许，就可以下地；若是不能下地，为减少静脉血栓的形成，在床上进行主动或者被动伸腿活动也大有帮助。微创手术以后第 2 天，下地通常就没有障碍了。如果开腹手术伤口影响下地，尽可能在床上进行被动运动，当然下地活动更有利于恢复，建议第一次下地的时候有人协助。出院回家以后，不必每天卧床休息，活动量以自己觉得不累为宜。

伤口会有什么反应？

伤口的疼痛通常会越来越轻，也可以口服止痛药，不必强忍。术后第 2 天就可以把伤口敷料撕掉，可以淋浴。腹腔镜手术后 2～3 天就可以拆线，开腹手术后 6～7 天可以拆线，拆线 1 周以后揭去伤口敷料，再过 1 周可以洗澡。手术 2 周以后，伤口可能会有些瘙痒，这是正常的反应。如果伤口化脓或者渗液较多，需要到医院就诊。

阴道为什么会出血？

无论是宫腔镜手术还是腹腔镜手术，都有可能引发阴道出血，这大多和阴道内的操作如放置举宫器有关。通常出血不会太多，持续不会超过 2 周。若是出血量和月经量相当，要先确认是否为月经，若非月经，就需要到医院寻求医生的帮助。

月经什么时候会来？

通常情况下，手术不影响月经，除非卵巢手术。手术剔除黄体，有可能会导致月经提前，个别患者会出现月经紊乱，这和手术的应激反应有关，不必着急处理，观察一段时间再说。很多患者在盆腔手术后第一次月经的反应会比较大，这和盆腔局部创面的充血、炎症有关，通常不需要进行特殊处理，必要时也可以服用止痛药。

多久可以上班？

这个问题的答案因人而异，不少患者在腹腔镜、宫腔镜手术 1 周后就可正常工作。但是一定要量力而行，若是无不适，早点上班也可以。一般手术以后医院开 1 个月病假，子宫切除是 6 周病假，若是有需要，也可以来门诊复查的时候再延长假期。

多久可以有性生活？

子宫切除术后要禁止性生活 3 个月，其他非子宫手术后第 2 个月就可以恢复性生活，有些卵巢囊肿或者宫腔镜手术后，月经结束就可以进行性生活。

病理结果什么时候出来？

没有特殊情况的话，病理结果是手术 1 周以后出来。个别疑难的病例可能要做免疫组化，需要的时间会长些。病理结果若是有异常情况，医院通常会电话联系患者。

多久复查？

宫外孕手术以后，需要每周复查。一般的手术都是 1 个月后复查。若是子宫切除手术，要在 6 周后复查。

复查的部位是伤口和腹部，必要的时候也可能再进行超声检查或者抽血化验，超声检查通常是在术后 3 个月左右进行。

7 卵巢、宫颈

有些症状完全可以自愈

卵巢囊肿：
生理性无须治，病理性只能手术

卵巢囊肿是通过超声检查发现的，如果是第一次发现，超声检查也提示无回声，一般不必着急吃药或手术，它有可能是生理性囊肿。先观察三个月经周期，如果囊肿持续存在，那么它可能就是病理性的，通常是卵巢良性肿瘤，这种情况需要手术；如果囊肿自然消失，那它很可能是生理性囊肿。不少广告号称能治疗卵巢囊肿，实际上，如果是生理性囊肿，不治疗也会好；而如果是病理性囊肿，吃什么药也不会消失。所以，一定要睁大双眼，学会鉴别。

小贴士

囊肿：是长在体内某一脏器上的囊状良性包块，其内容物的性质是液体或半固体。

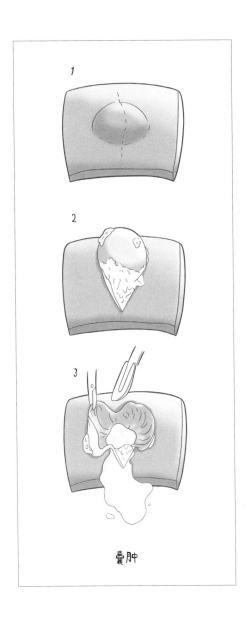

囊肿

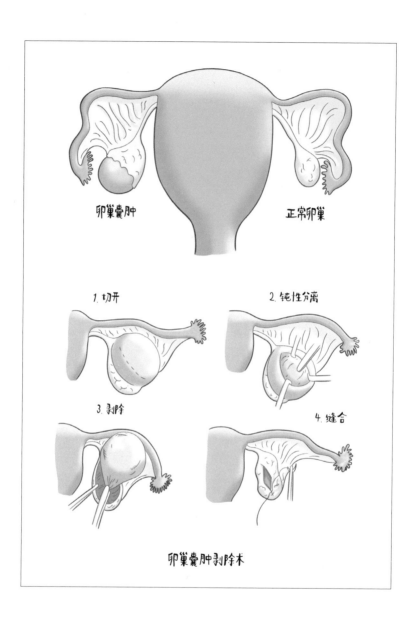

卵巢囊肿剥除术

卵巢畸胎瘤:
妇科常见的良性肿瘤

卵巢畸胎瘤这个名字听起来很吓人，实际是较为常见的一种良性肿瘤，也是妇科手术的常见病因。畸胎瘤不仅见于女性的卵巢中，也见于男性睾丸、后腹膜、头颈部以及胎儿骶尾部。

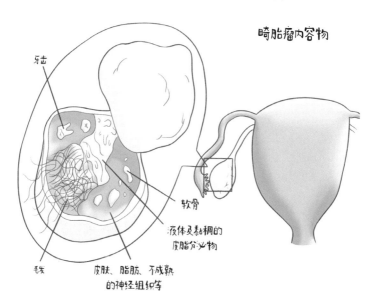

畸胎瘤内容物

牙齿

软骨

液体及黏稠的皮脂分泌物

毛发

皮肤、脂肪、不成熟的神经组织等

所谓畸胎瘤，就是长"歪"的胚胎，通常起源于胚胎早期。女性卵巢是畸胎瘤发生的一个常见部位，但是通常在成年后体检中无意发现。超声检查就可以对它做一个大概的诊断。有些患者在术前做X射线检查时，甚至可以在下腹部看到牙齿。畸胎瘤里面会有不同胚层发育的组织，常见的有皮肤、毛发、油脂、甲状腺、神经组织。术前检查时，有些患者的肿瘤标志物如甲胎蛋白（AFP）、CA125等会升高。

卵巢畸胎瘤通常是没有症状的，它长大到一定的程度，会有扭转的可能（有点像西瓜蒂转了好几圈），进而导致急性腹痛。罕见情况下畸胎瘤也会导致神经系统炎症。

卵巢畸胎瘤治疗目前以腹腔镜手术为主，创伤小、恢复快、疼痛轻。不过，3厘米以下的卵巢畸胎瘤发生扭转的机会也不大，并且手术中有遗漏的可能，医生倾向于先观察。但是对于3厘米以上的卵巢畸胎瘤，医生一般建议择期手术。

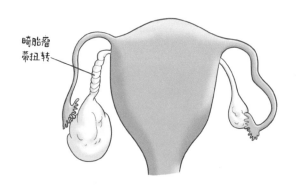

畸胎瘤
蒂扭转

有些患者会问：是否可以带瘤怀孕，然后在剖宫产的时候一并处理？这样做不是不可以，不过最好在孕前处理畸胎瘤，以免它扭转导致意外和难以处理的局面，妊娠合并畸胎瘤并非一定需要剖宫产。

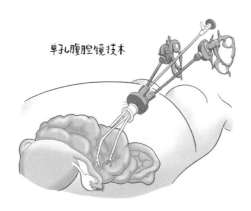

单孔腹腔镜技术

绝大部分卵巢畸胎瘤是成熟的、良性的，少数不成熟或者有恶变的可能性，这主要依赖术后的病理检查来确定。

术后需要定期随访，个别患者也有可能在同侧卵巢或者对侧卵巢复发，复发以后应手术处理。

小贴士

卵巢畸胎瘤：一种常见的卵巢生殖细胞肿瘤。易发于育龄女性。95% ～ 98% 为良性成熟性畸胎瘤，只有 2% ～ 5% 为恶性畸胎瘤。

CA125 增高：
良性疾病也会出现

CA125 是最为常见的一种妇科肿瘤标志物，它起初是从卵巢癌上皮细胞里面检测出来的一种糖蛋白，正常值是 35kU/L 以下。

不少妇科疾病都会进行这一项检查，那么 CA125 增高意味着什么呢？

CA125 增高见于多种疾病，如子宫内膜异位症、子宫腺肌病、盆腔感染、结核、腹水、肝炎、肝硬化、卵巢肿瘤等。CA125 的增高往往和疾病的严重程度有关，疾病严重的时候 CA125 升高，疾病缓解时 CA125 下降。如果是良性疾病，CA125 通常不太高，但是个别炎症也可能会让 CA125 升高。

CA125 对于卵巢癌是一个非常敏感的指标，如果有卵巢癌，CA125 通常情况下会显著升高，并且与肿瘤的大小和期别有关。在肿瘤治疗之后，CA125 指标会下降，而在复发之后，CA125 又会升高，因此 CA125 也用于卵巢癌的初发、复发监测。

对于 CA125 指标的升高，通常情况下需要进行必要的甄别，查体非常必要，可了解有无子宫内膜异位症、炎症。超声是一个非常有帮助的检查，若是在卵巢部位发现包块，那么就需要进一步排查卵巢癌。对于实质性包块，通常需要进行手术探查，来获得明确的病理。对于一些难以鉴别的包块，可联合采用 CA125 和另外一个肿瘤标志物人附睾蛋白 4（HE4）进行检查，以鉴别良性和恶性。

有不少医院开始用"糖原蛋白 125"的叫法来取代 CA125，这其实也是为了减少患者的担心，不失为一种很好的方法。

总之，CA125 增高不代表患癌，很多良性疾病也会出现 CA125 增高的情况，需要医生做进一步评估。

家族性卵巢癌和乳腺癌基因筛查

如果一级或者二级亲属中有卵巢癌患者或者 50 岁以下乳腺癌患者，推荐进行 BRCA1/2 基因检测，了解有无基因突变，该基因突变可能会导致卵巢癌和乳腺癌风险增高。如果检测出阳性，通过手术、化疗等一些手段有助于降低患癌风险。

> **小贴士**
>
> CA125：来源于胚胎发育期体腔上皮，在正常卵巢组织中不存在，因此最常见于上皮性卵巢肿瘤（浆液性肿瘤）患者的血清中，其诊断的敏感性较高，但特异性较差。

性交出血要先检查宫颈

性交出血有时候也称为接触性出血，是女性经常会遇到的一种情况。在育龄女性中，它大概会有 6% 的发生率。出血通常是在性生活过程中或者性生活之后发现的，和月经关系不大。

性交出血有时是某些疾病的先兆，需要警惕。性交出血的病因可能会有以下几种。

宫颈癌

大概 11% 宫颈癌患者会发生性交出血，它也可能成为首发症状。

宫颈炎

淋球菌、衣原体、厌氧菌等病原体感染易引发宫颈炎，导致性

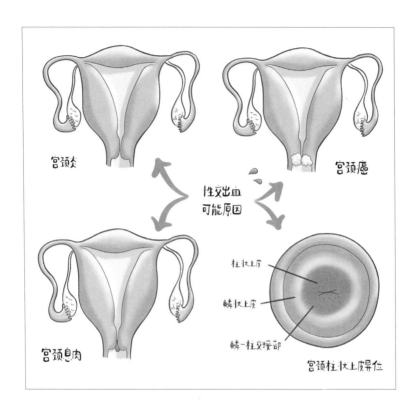

交出血，通常会伴随着白带过多、发黄。

宫颈息肉

通常是从宫颈管内脱出，形成一个或多个赘生物。

宫颈柱状上皮异位

宫颈管内的柱状上皮在雌激素的刺激下，会出现在宫颈表面，表现为柱状上皮外翻。它在过去被不少医生诊断为"宫颈糜烂"，实际上不是一个诊断，它也可能会引发性交出血的情况。

性交出血不必太紧张，未必是得了肿瘤，可先到医院检查一下。若是你很久没有做宫颈刮片检查，医生会建议你做。若是白带异常，需要进行白带检查，有些病原体如衣原体、淋球菌等通常需要经过特殊的检查才可以被发现。对于宫颈息肉，医生肉眼就可以发现。

宫颈肿瘤、宫颈炎都需要进行相应的专业治疗，宫颈息肉在门诊就可以手术摘除。

若是经过检查，排除了肿瘤、炎症、息肉等问题，那么其他的情况就不需要进行特殊处理了。宫颈柱状上皮外翻是一种正常的生理现象，不用进行任何治疗。

所以性交出血发生以后需要明确出血的原因，了解病因后对症治疗。

小贴士

病原体：能引起疾病的微生物的统称，包括细菌、病毒、支原体、衣原体、真菌和寄生虫等。

宫颈柱状上皮异位：
正常的生理现象

在国内，宫颈柱状上皮异位曾被称为宫颈糜烂。过去它是一个困扰很多女性的疾病，女性去做体检时十有八九会被诊断为宫颈糜烂。

中国医学统编教材《妇产科学（第 7 版）》把宫颈糜烂作为一种疾病，甚至介绍了其临床表现、诊断和治疗。中国的妇产科学和国际脱轨了多年，把生理期出现的宫颈柱状上皮外翻当作一种病理现象。说到底，宫颈糜烂是宫颈的一种正常表现。这里就讲讲宫颈糜烂为什么被认为是一种疾病。

图 A 是子宫和阴道连接部位的冠状切面图，妇科检查时医生能从阴道内看到宫颈的外观（图中黄色部分）。

宫颈的部位上有两种细胞，如图 B 所示，靠近阴道内的是鳞状上皮细胞，而靠近子宫的是柱状上皮细胞，两种上皮细胞的外观不同。

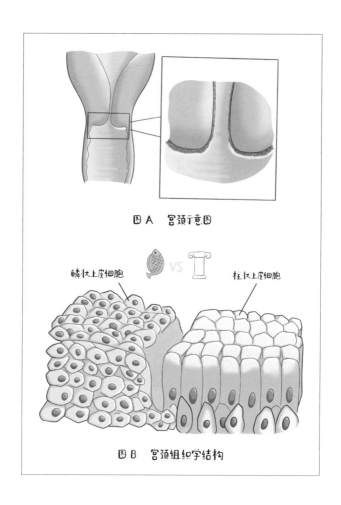

图 A 宫颈示意图

鳞状上皮细胞

柱状上皮细胞

图 B 宫颈组织学结构

图 C 是妇科检查时呈现的宫颈外观。中央的部分看起来有点像"糜烂"的宫颈，就是柱状上皮覆盖以后的外观；而外侧相对比较光滑的部分，则是鳞状上皮细胞覆盖的宫颈。

柱状上皮细胞和鳞状上皮细胞处在一个动态的区域，这个区域有点类似打仗时的僵持区，在医学上称为"鳞－柱交接部"，是宫颈癌的好发区域（宫颈癌和宫颈柱状上皮异位没有必然的相关性）。

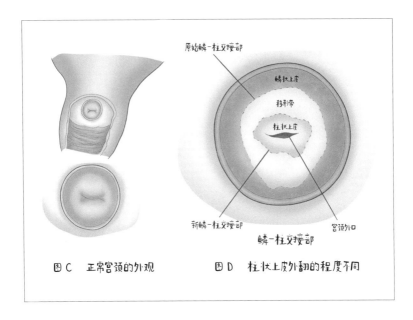

鳞－柱交接部容易受雌激素的影响。在青春期之前，卵巢功能未发育完善，雌激素较低，柱状上皮就靠内侧。来月经后，柱状上皮受雌激素的影响，朝外侧发展，就有更多的类似"糜烂"的柱状上皮被发现。绝经以后，雌激素水平下降，柱状上皮又退回内侧，"糜烂"也就看不见了。

过去的医学教科书认为，柱状上皮外翻的范围代表严重程度，

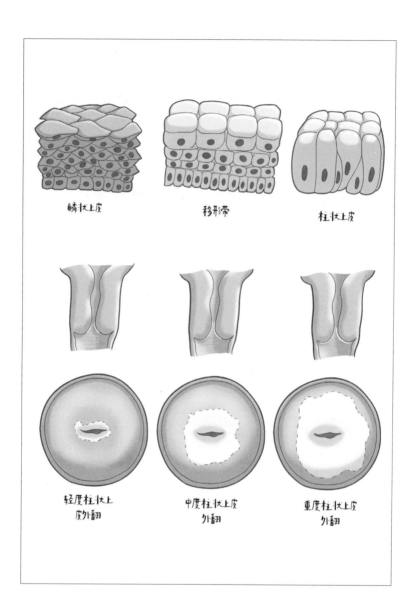

鳞状上皮　　　　　移形带　　　　　柱状上皮

轻度柱状上
皮外翻　　　　　中度柱状上皮
外翻　　　　　重度柱状上皮
外翻

面积小于 1/3 是轻度，1/3 ～ 2/3 是中度，超过 2/3 是重度。现在，知识已经更新了，不再这样诊断。

大多数人也没有任何特殊的临床表现，有些人可能会有性交出血，但那只是由于宫颈的个体差异，就像有些人嚼点硬东西，牙龈或者嘴巴就会出血。

所以，宫颈柱状上皮异位是不需要治疗的。宫颈是一个是非地，很容易出现问题，所以宫颈的定期检查十分必要。很多人对宫颈柱状上皮异位存在认识上的误区，认为它会导致宫颈癌，其实并非这样。宫颈癌的发生和人乳头瘤病毒（HPV）感染有关，在宫颈鳞 - 柱交接部持续感染的时候，有些高危型 HPV 容易引发癌前病变和宫颈癌。

如果有医院还在治疗宫颈柱状上皮异位，这纯粹是利益驱动的，希望广大读者朋友能够认清事实，不要进行无谓的过度治疗。

小贴士

人乳头瘤病毒（HPV）：是一组病毒的总称，形态类似，但致瘤表现不同。主要引起皮肤、黏膜的增生性病变，分为高危型和低危型两类。

宫颈息肉：
妇科常见的小问题

　　宫颈息肉是一个常见的妇科问题，有些人有性交出血或者不规则阴道出血的症状，但是很多人没有任何症状，常常是在查体的时候发现它。

　　有的宫颈息肉和局部雌激素的升高有关，有些和慢性炎症有关，也有些可能合并宫腔息肉。

　　如果仅仅是宫颈息肉，可以摘除，这是一个小手术，很快可以

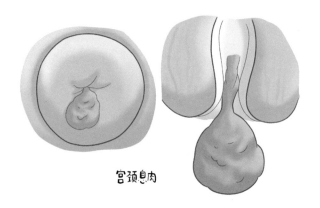

宫颈息肉

完成。一般人术后除了少量出血，没什么特殊症状，个别人可能会淋漓出血。

摘除息肉后需要进行常规病理检查，如果没有什么特殊情况，就不需要做任何处理了。但是它有复发的可能性，复发后再摘除就可以。

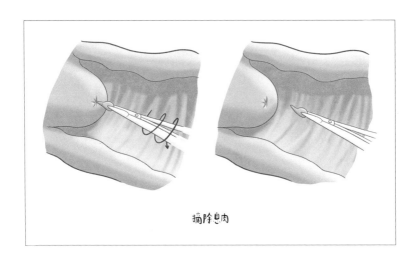

摘除息肉

小贴士

病理检查：检查器官、组织或细胞的病理改变。首先观察大体标本的病理改变，然后切取一定大小的病变组织，制成病理切片，用显微镜进一步检查病变。

定期体检:
宫颈癌最好的预防方法

2003 年，仅 40 岁的梅艳芳离去了。很多人在为一个伟大歌星的离去而惋惜，医学界人士得知她是由于罹患宫颈癌去世的时候，就更为她感到可惜。宫颈癌本来是一个可以避免的癌症，却让她付出了生命的代价。如果她多了解点医学常识，也许至今仍然可以为大家歌唱……

也许很多人认为一旦得了癌症，就是死路一条。的确，很多恶性肿瘤是这样，并且早期往往感觉不到，无法及时发现。往往等到有腹水或者腹胀、疼痛的时候患者才发现，那个时候肿瘤已经很大了。这些肿瘤一旦被发现往往就是晚期，宫颈癌除外。

在生殖道肿瘤中，宫颈癌是仅次于卵巢癌的一种常见的恶性肿瘤，女性一生中发生宫颈癌的概率在 1/128。和卵巢不同的是，宫颈的位置比较靠近体外，医生很容易看到，这就为预防宫颈癌提供了便利。因此，宫颈癌死亡率大幅下降，卵巢癌的发现就没有宫颈癌这么容易。

如今，在发达国家，女性定期体检的意识非常强，很多早期恶性肿瘤都及时得到检测和治疗，晚期宫颈癌已经不多见了。恶性肿瘤的早期治疗和晚期治疗，在预后上是截然不同的，绝大部分早期肿瘤是可以治愈的。

　　薄层细胞涂片检查（TCT）是预防宫颈癌的一项重要检查，用毛刷在宫颈上刷，然后在保存液里面把细胞洗脱下来，通过离心机把细胞均匀地涂在玻璃片上，然后读片。它的结果有如下几种。

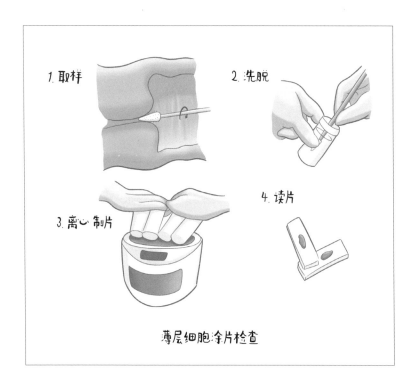

薄层细胞涂片检查

1. 正常。这个结果说明没有发现不好的细胞。

2. 不典型鳞状细胞。遇到这样的情况有两个选择，要不就在3～6个月以后复查 TCT，要不就查 HPV。HPV 若是阳性，那么建议做阴道镜检查并了解病理；若是阴性，就可以继续观察。

3. 不典型鳞状细胞上皮内高度病变。这个结果通常需要进一步做阴道镜检查和活检。

4. 低度鳞状上皮内瘤变。这个结果提示有异常细胞，需要进一步做阴道镜检查和活检。

5. 高度鳞状上皮内瘤变。这个结果提示有异常细胞，需要进一步做阴道镜检查和活检。

6. 不典型腺细胞。这个结果提示宫颈、子宫内膜、输卵管或者

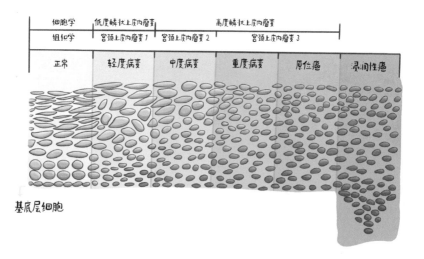

卵巢有腺细胞肿瘤的可能性，需要进一步通过超声、宫腔镜、刮宫来明确。

7. 鳞状细胞癌或腺癌。这个结果不好，直接咨询医生。

TCT 检查是一个筛查，而不是最终的诊断。即便结果不好，也只是提示问题，下一步需要通过阴道镜检查和活检来明确病因。若是有癌前病变，也不必太担心，它未必意味着你就患癌了。

TCT 结果正常不等于绝对正常，该检查有一定的假阴性比例。

曾经有几个患者发现宫颈癌前半年 TCT 结果正常。所以，若是有条件，30 岁以上女性可以联合 HPV 和 TCT 两项检查以排除假阴性。

小贴士

阴道镜检查：利用阴道镜清楚地检查宫颈、生殖器，可以观察与癌有关的宫颈上皮及血管的变化，同时判定病灶的严重程度。

感染 HPV 不代表得了宫颈癌

　　以前的医学教科书认为宫颈癌和众多因素有关，如多个性伴侣、过早性生活、吸烟等，但是后来的研究发现，这些因素都不重要。

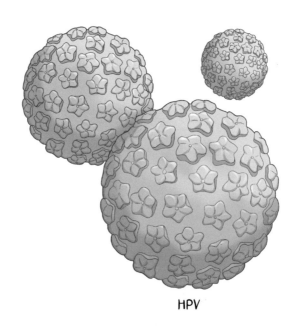

HPV

宫颈癌真正的凶手其实是 HPV。顺便提下，大概 90% 宫颈癌都是鳞癌，另外还有少量的腺癌，但远不如鳞癌这么频发。

科学研究发现，宫颈上鳞 – 柱交接部是 HPV 容易感染的部位。HPV 的感染途径主要是性接触，但是这并非唯一的途径。感染 HPV 其实很常见，正常的情况下，HPV 会被人的免疫系统清除，所以短暂的感染不是特别的事件，就类似于你受到了一次感冒病毒的感染，没有出现感冒症状，病毒就已经从体内清除了。

HPV 的类型

HPV 有 60 多种亚型，但是导致宫颈癌的主要是 HPV16 型、HPV18 型、HPV31 型、HPV33 型，其他亚型可导致外阴或者阴道尖锐湿疣。

因此，检测这样的 HPV 感染是有意义的，有助了解哪些人更容易发生宫颈癌。

目前，根据是否会致癌，将 HPV 分为低危型和高危型，低危型 HPV 不会导致宫颈癌，但是高危型 HPV 可能会导致宫颈癌前病变和宫颈癌。

HPV 感染和宫颈癌前病变、宫颈癌的关系

　　真正麻烦的是那些持续存在的病毒感染，若是同一亚型 HPV 病毒持续存在 2 年以上，那么就可能导致宫颈癌前病变。从癌前病变发展到癌也是一个漫长的过程，通常需要 10 ～ 15 年时间。

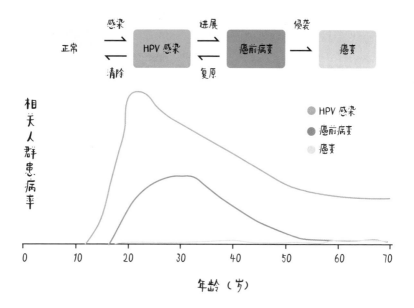

　　目前只建议对高危型 HPV 进行筛查，30 岁以下人群不建议筛查，因为短暂感染比较常见，即便筛查出阳性，过一段时间病毒被清除的可能性也很大。

　　2013 年《新英格兰医学杂志》总结了近年来的规范，大概提出

了筛查宫颈癌的如下建议。

21 岁以下不需要筛查。

21 ～ 29 岁，每 3 年进行一次细胞学筛查。

30 ～ 65 岁，每 5 年进行一次 HPV 和细胞学联合筛查，或者

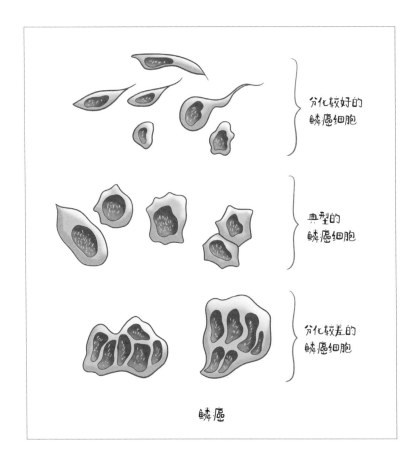

每 3 年进行一次细胞学筛查。

65 岁以上，若之前的结果正常，可以停止筛查。

30 岁以上即便发现高危型 HPV 感染也不必太紧张，这并不意味着宫颈癌。若是宫颈刮片没有问题，就不必太担心，继续随访就好。当然若是发现 HPV16 型和 HPV18 型阳性，可直接进行阴道镜检测和活检，排除宫颈癌。

从国际指南和研究数据来看，HPV 病毒感染并没有有效的治疗措施，因此并不推荐对 HPV 病毒的携带状态进行治疗。随着对宫颈癌病因的了解，科学家研制了针对高危型 HPV 的疫苗。目前 HPV 疫苗已经在多个国家和地区上市，在性生活开始之前接种，可获得最佳保护效果。在性生活之后接种，有效率会下降。

有了宫颈刮片、HPV 检测、HPV 疫苗，更多女性就不会像梅艳芳一样遭受宫颈癌的折磨。

小贴士

鳞癌：鳞状细胞癌的简称，是发生于表皮或附属器细胞的一种恶性肿瘤，多见于有鳞状上皮覆盖的部位，如皮肤、口腔、唇、食管、宫颈、阴道等。

HPV 的传播过程

很多人发现 HPV 阳性时，都一脸蒙，或者开始怀疑伴侣不忠。这里我针对大家关心的问题展开谈谈 HPV 感染。

HPV 是如何感染的？

1. HPV 主要通过皮肤或者黏膜接触传播。

① 性行为是 HPV 感染的主要途径。

一项基于美国人群的研究显示，有性行为的男性和女性一生中感染 HPV 的概率高达 90%，这主要发生于口交、阴道性交和肛交。

一项来自瑞典的报告显示：处女中 HPV 感染的概率为 4%，而性行为活跃的女性的患病率为 22%。

② 不发生性交的生殖器接触也可传播 HPV。

一些间接感染过程主要是手指传播、玩具传播。

举个例子，HPV 感染者的手先接触自己的阴道黏膜，之后又触碰了其他人的手，其他人的手又触碰了自己的黏膜，这个过程也可能导致 HPV 传播。

③ HPV 还可能从自身的一个部位传播至另一部位。

澳大利亚的一项研究显示，肛门 HPV 感染与上厕所从前向后擦拭有关，这也可以解释部分与肛交无关的肛门 HPV 感染。

2. 性伴侣多的人感染 HPV 的概率较高。

许多 HPV 感染者不自知，因此容易把病毒传播给性伴侣。

3. 坚持正确使用避孕套可降低 HPV 感染的风险，但并不能完全阻断 HPV 传播。

4. HPV 离开人体后难以长期存活，通过物品传播 HPV 只是少数情况。

HPV 感染后有什么症状？

一般低危型 HPV 感染后，可引起生殖器疣，如尖锐湿疣。大约 90% 生殖器疣是由 HPV6 型和 HPV11 型引起的。但许多人感染后并无症状，常会自行好转。

而高危型 HPV 持续感染，就有可能引起宫颈癌前病变和宫颈癌。

除此之外，少数 HPV 还可能引起口咽癌、外阴癌、阴道癌、阴茎癌、肛门癌。这些恶性肿瘤的发生往往需要许多年的时间。

HPV 感染后还能有性生活吗？

对于 HPV 阳性患者，重点是加强监测而不是治疗病毒，避免后续出现癌前病变和患癌的问题。

如果已经感染了，在性伴侣唯一的情况下，也就不存在交叉感染的问题。即使之后有性生活，也不会加重感染。

这个时候需要调整心态，可以有性生活，可以生孩子。如果出现了宫颈癌前病变，再去对症治疗即可。

看完就懂的 HPV 疫苗选择方法

随着大家对宫颈癌认识的加深，越来越多的女性朋友选择接种 HPV 疫苗来保护自己的健康。

国家癌症中心发布的权威统计数据显示：2014 年 0 ～ 24 岁宫颈癌发病率处于较低水平，25 岁以后开始上升。一项基于中国人群 2000—2014 年癌症登记数据的研究显示，宫颈癌发病率高峰从 70 岁以上变为 40 ～ 49 岁，宫颈癌呈年轻化趋势。这个年龄段是女性的黄金期。看来，尽早接种 HPV 疫苗可以更好地保护我们的健康。目前国内获批上市的 HPV 疫苗分为三种：HPV 二价疫苗、HPV 四价疫苗和 HPV 九价疫苗。

2020 年 5 月 18 日，我们终于迎来了国产二价疫苗，武汉 10 岁女孩可可成为其首位接种者。中国也成为继美国、英国后第三个自主研发 HPV 疫苗的国家。真心为我们的国家感到骄傲和自豪！那么，国产疫苗和进口疫苗到底哪个好呢？我们又该如何选择呢？我先从名称上给大家解读一下！

疫苗中"价"的概念，代表疫苗预防几种亚型。顾名思义，HPV二价疫苗预防两种亚型，HPV四价疫苗预防四种亚型，HPV九价疫苗预防九种亚型。

HPV二价疫苗可预防：HPV16型、HPV18型。

HPV四价疫苗可预防：HPV6型、HPV11型、HPV16型、HPV18型。和HPV二价疫苗相比，四价疫苗增加两种低危型，可以更早防止尖锐湿疣等疾病的发生。

HPV九价疫苗可预防：HPV6型、HPV11型、HPV16型、HPV18型、HPV31型、HPV33型、HPV45型、HPV52型、HPV58型。

从预防的亚型来比较，HPV九价疫苗更为全面，因此很多女性朋友毅然决然选择接种它。

九价疫苗曾经由于年龄的限制把很多女性朋友拒之门外，2022年8月30日默沙东公司宣布，HPV九价疫苗的新适应证已经获得中国国家药品监督管理局批准，这标志着默沙东公司HPV九价疫苗的适用人群从原来的16～26岁扩展至9～45岁。

目前HPV二价疫苗、四价疫苗、九价疫苗的适用人群都是9～45周岁女性，满9周岁可以开始接种第一剂。

看到这里有些朋友可能有些疑惑：为什么HPV九价疫苗，现在扩大了接种年龄范围呢？以前有些朋友过了26周岁，也可以在中国澳门、中国香港、韩国等地方接种HPV九价疫苗，这是怎么回事呢？疫苗有什么不一样吗？

一种疫苗在一个国家或者地区上市之前，需要经过长时间严格的临床试验，获得足够的安全性和有效性数据支撑。之前 HPV 九价疫苗在国内上市其实走了绿色通道，即从申报到审批的时间极短，但审批适用人群时依然比较谨慎，将接种者年龄定在 16 ～ 26 周岁。疫苗并没有不同。

有些女性表示，年龄符合三种疫苗接种要求，该怎么选择呢？那我就帮大家分析一下吧！

HPV 二价疫苗的性价比更高一些。如果你的经济情况有点紧张，那么二价疫苗是不错的选择。如果你除了想预防宫颈癌还想预防尖锐湿疣，在经济条件允许的情况下，HPV 四价疫苗更优。如果你追求最全的保护效果，HPV 九价疫苗就是当之无愧的最佳选择了。

不少女性有些疑问，已经有了性生活或者已经完成分娩了，接种 HPV 疫苗还有用吗？

当然有用，因为你不太可能把所有的病毒都感染一遍，接种疫苗有利于预防曾经未感染的亚型病毒，并且接种年龄越大，效果越差。

总之，在大家年龄符合的前提下，抓紧接种 HPV 疫苗才是重中之重。希望大家不要让自己错过接种的最佳时间，根据自己的实际情况，选择适合自己的 HPV 疫苗。